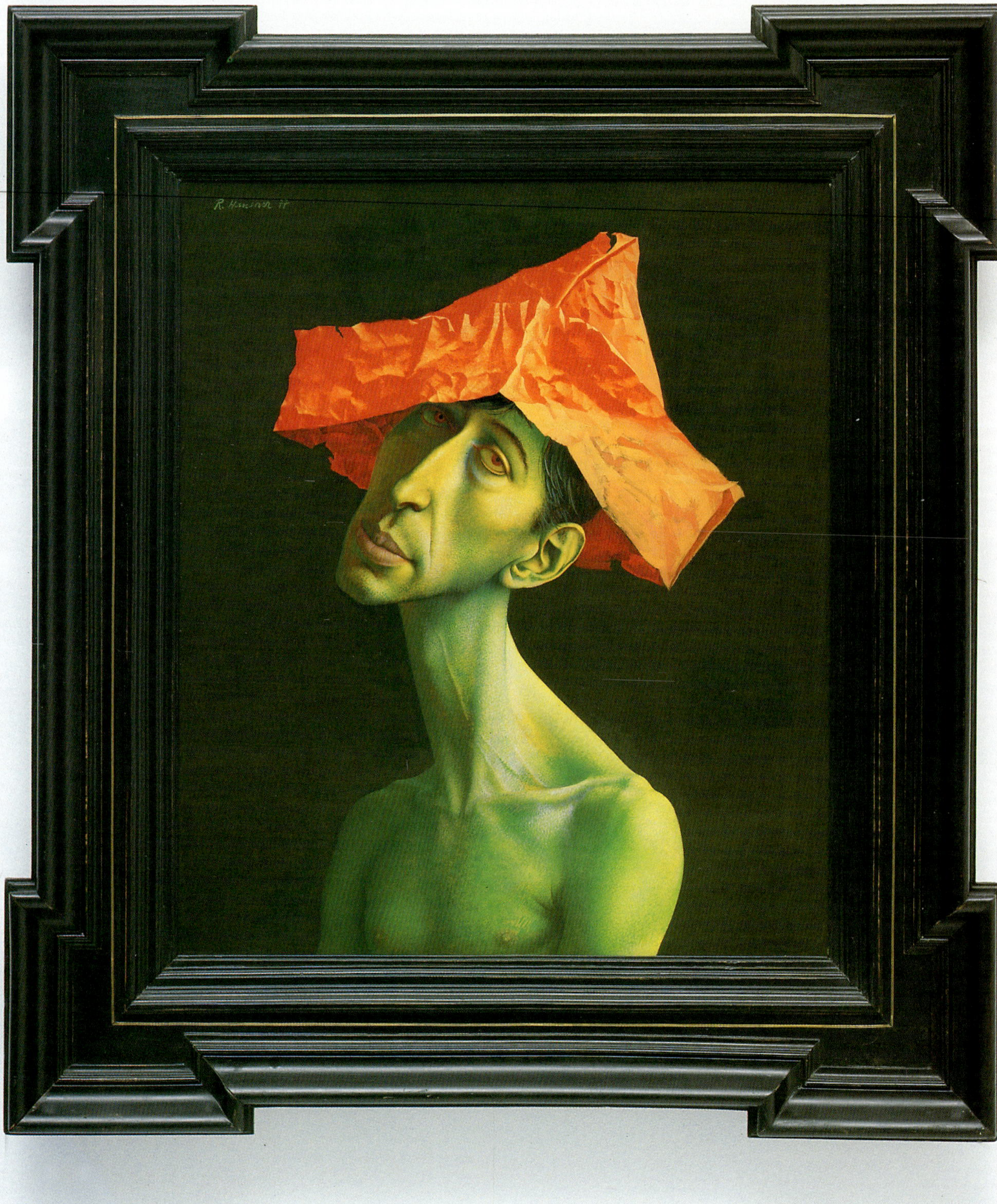

RUDOLF HAUSNER

1914–1995

Herausgegeben vom Museum Würth
durch C. Sylvia Weber

Texte von
Anne Hausner, Wieland Schmied,
Reinhold Würth
und Beate Elsen-Schwedler

Museum Würth
und
Thorbecke Verlag

Mit der Einrichtung unseres Museums in Künzelsau Ende 1991 konnte nur wenigen Werken ein ›fester Platz‹ eingeräumt werden, da die Sammlung nicht nur sich beständig veränderte, sondern auch dynamisch anwuchs. Rudolf Hausners Arbeiten fanden für mehrere Jahre auf der Galerie des Museums ihren Ort. »Präsent zu sein in Museen und nicht untergebracht in deren Kellern und Depots« war ein ausgesprochener Wunsch des Künstlers, dem wir, wenn auch unter konservatorisch belasteten Bedingungen, dennoch gerne nachgekommen sind.

Die Loyalität Reinhold Würths gegenüber Rudolf Hausner und seiner Kunst, einem früh angelegten Schwerpunkt der Sammlung sowie die Gespräche bei der letzten Begegnung von Sammler und Künstler im Historischen Museum der Stadt Wien Ende 1994 veranlaßten uns zu dieser Werksübersicht. Nun können wir beinahe ein Drittel aller überhaupt geschaffenen Bilder zeigen. Die Skulpturen und das druckgraphische Werk, die wir aus unseren Beständen bereits 1990 in der Hirschwirtscheuer gezeigt haben, bleiben im Katalog unberücksichtigt.

Für die Unterstützung am Zustandekommen der Ausstellung und des Kataloges danke ich allen Beteiligten ganz herzlich, insbesondere Reinhold Würth, Anne Hausner und Frau Donath, allen Autoren sowie den privaten und öffentlichen Leihgebern, ohne deren erneute Bereitschaft, auf ihre Werke eine Zeitlang vor Ort zu verzichten, die Ausstellung nicht möglich geworden wäre. Möge auch diese Ausstellung viele Besucher anziehen und die Diskussion über Kunst bei den Mitarbeitern und der Öffentlichkeit anregen.

C. Sylvia Weber

Umschlag und Frontispiz
Trauriger Europäer, 1977
Acryl auf Hartfaserplatte
60 x 70 cm
Sammlung Würth, Künzelsau
Inv. 281

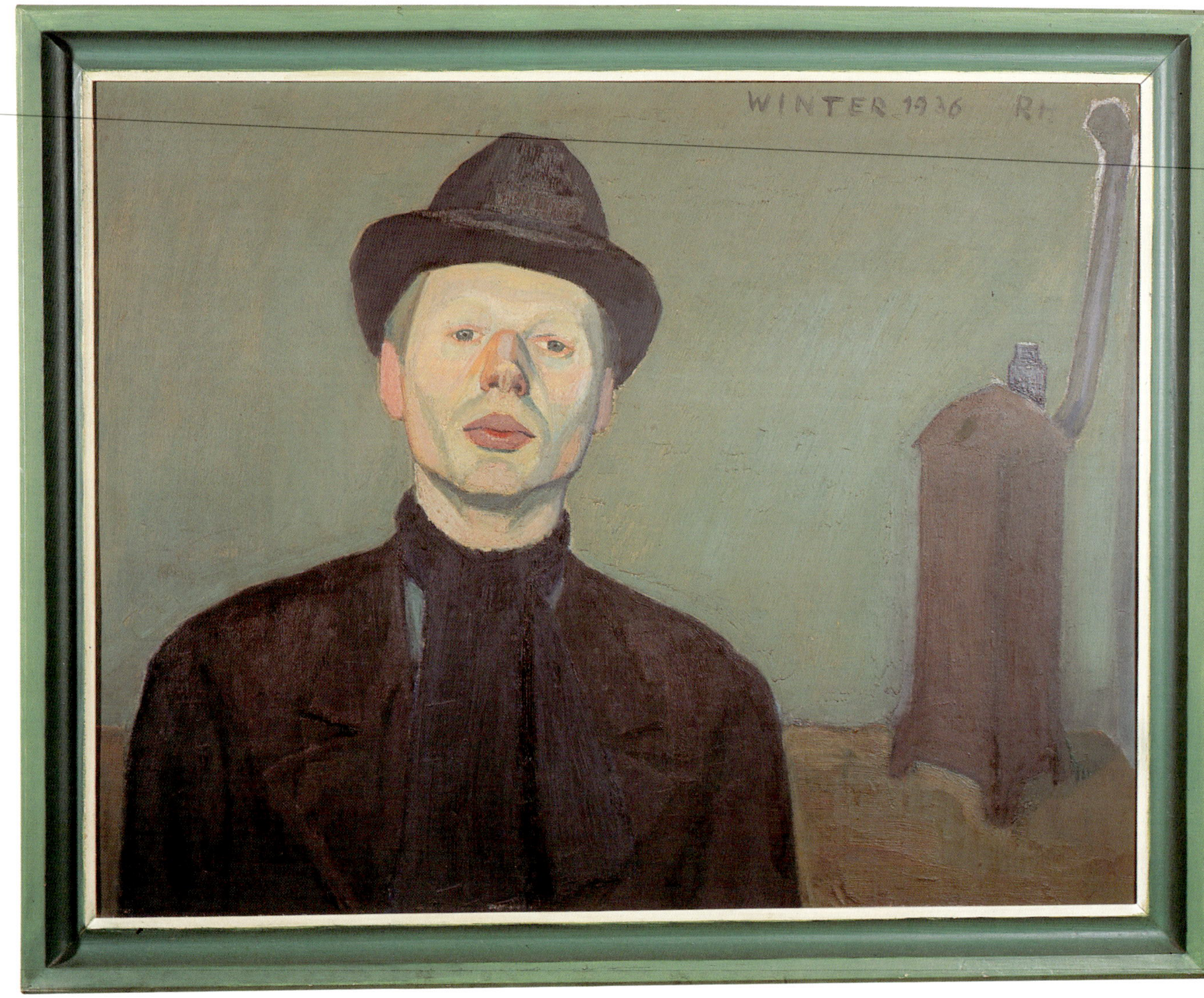

Selbstportrait
mit blauem Hut, 1936
Öl auf Sperrholz
64,5 x 83,3 cm
Österreichische Galerie, Wien

Anne Hausner

BILDER EINES LEBENS

Ich danke dem Museum Würth für das Zustandekommen dieser Präsentation unter dem Motto ›Rudolf Hausner – eine Lebensgeschichte‹. Als diese Ausstellung geplant wurde, ahnte niemand, daß es die erste große Retrospektive posthum, fast genau ein Jahr nach seinem Tod, werden würde. Sie führt uns mit Schwerpunkt des Spätwerkes, dessen wichtigste Bilder sich in der Sammlung Würth befinden, ein Lebenswerk vor Augen, in dem wie bei kaum einem Anderen Leben und Werk auf das Engste miteinander verwoben sind.

Leben hieß für Rudolf Hausner Malen. Von morgens bis abends, jeden Tag, Jahr für Jahr, mit Hingabe und Leidenschaft, bis zum Ende. An seinem letzten Bild ›Requiem‹ arbeitete er bis eine Woche ABB. SEITE 98 vor seinem Tod, mit letzter Kraft, bis er den Pinsel nicht mehr halten konnte.

Begonnen wurde dieses Bild ein Jahr zuvor als Abschluß des Abendmahlzyklus, der ja zugleich eine Lebensgeschichte darstellt, die Geschichte Eines, der geliebt und angenommen werden möchte. Im Laufe des Jahres wurde das Bild immer dunkler, das Sonnenlicht verschwand, der Himmel wurde grau, die Farben schwer. Intuitiv die schwindenden Kräfte richtig deutend, malte er ein Nacht-und Todesbild. Rudolf Hausner malte sein Ende und sein Leben endete.

Angefangen hatte es mit der Erforschung der Innenwelt des Individuums Rudolf Hausner mit den Mitteln der Malerei. Er entdeckte die unterschiedlichen Teilpersönlichkeiten, die ihn ausmachten: den energischen, kritischen Menschen im Adam, den nachdenklichen, empfindsamen im Narrenhut, das alter ego im Maschinisten, die weibliche Ergänzung in der Anima. In der Entwicklung dieser Typen, in der Beobachtung ihres Verhältnisses zur Umwelt zeigt sich, wie in einem Film, das ganze Leben.

Nach den frühen Bildern eines Menschen, der in Chaos und Unsicherheit seiner Innenwelt sich selbst sucht, sind die mittleren

Werke geprägt von Hinwendung an die Außenwelt, von konstruktiver Klarheit, von scheinbarer Dominanz der Vernunft und Ordnung. Dem entspricht auch die Ästhetik seiner Kunst. Die Emotionalität der Pinselstriche, der extremen Farbigkeit ist eingebettet in die Klarheit und Deutlichkeit der Form. Die reinen, leuchtenden Farben stehen zueinander, kontrastieren oder ergänzen sich, sie gehen nicht Ton in Ton ineinander über. So hat Hausner eine ganz eigene, unverwechselbare optische Präsenz.

Rudolf Hausner war ein Mensch mit extremsten Gefühlsschwankungen, zugleich selbstzerstörerisch und doch auch selbstbewußt und unbeirrbar. Für ihn hatte das Bewußtmachen des inneren Chaos das Ziel der Domestizierung, der Schaffung der für ihn lebensnotwendigen Ordnung. Das ›Erkenne Dich selbst‹ war die Voraussetzung für ein Leben und eine Kunst, die sich selbst treu blieben. Es ging ihm um die Beherrschung, nicht die Verherrlichung der unbewußten Triebkräfte.

In den späten Bildern nun gibt es eine Synthese: Ratio und Emotio verbinden sich, die Teilpersönlichkeiten vereinigen sich im Zentrum des ›Labyrinth‹, die Suche ist abgeschlossen. Adam ist in Balance. Was aber ist hinter dem großen Tor?

Ich war fast dreißig Jahre lang mit Rudolf Hausner auf das Engste und Innigste verbunden. Für jeden, der uns kannte und für jeden, der seine Bilder betrachtet, ist ganz offensichtlich, welch zentrale Rolle er mir in seinem Leben und Werk zugedacht hatte. Das ist die Basis meines Lebens ohne ihn, davon zehre ich nun, denn er war auch der Mittelpunkt meines Lebens und er fehlt mir ganz furchtbar. Er war nicht nur ein großer Maler, sondern auch ein wunderbarer Mann voll Wärme und Liebe.

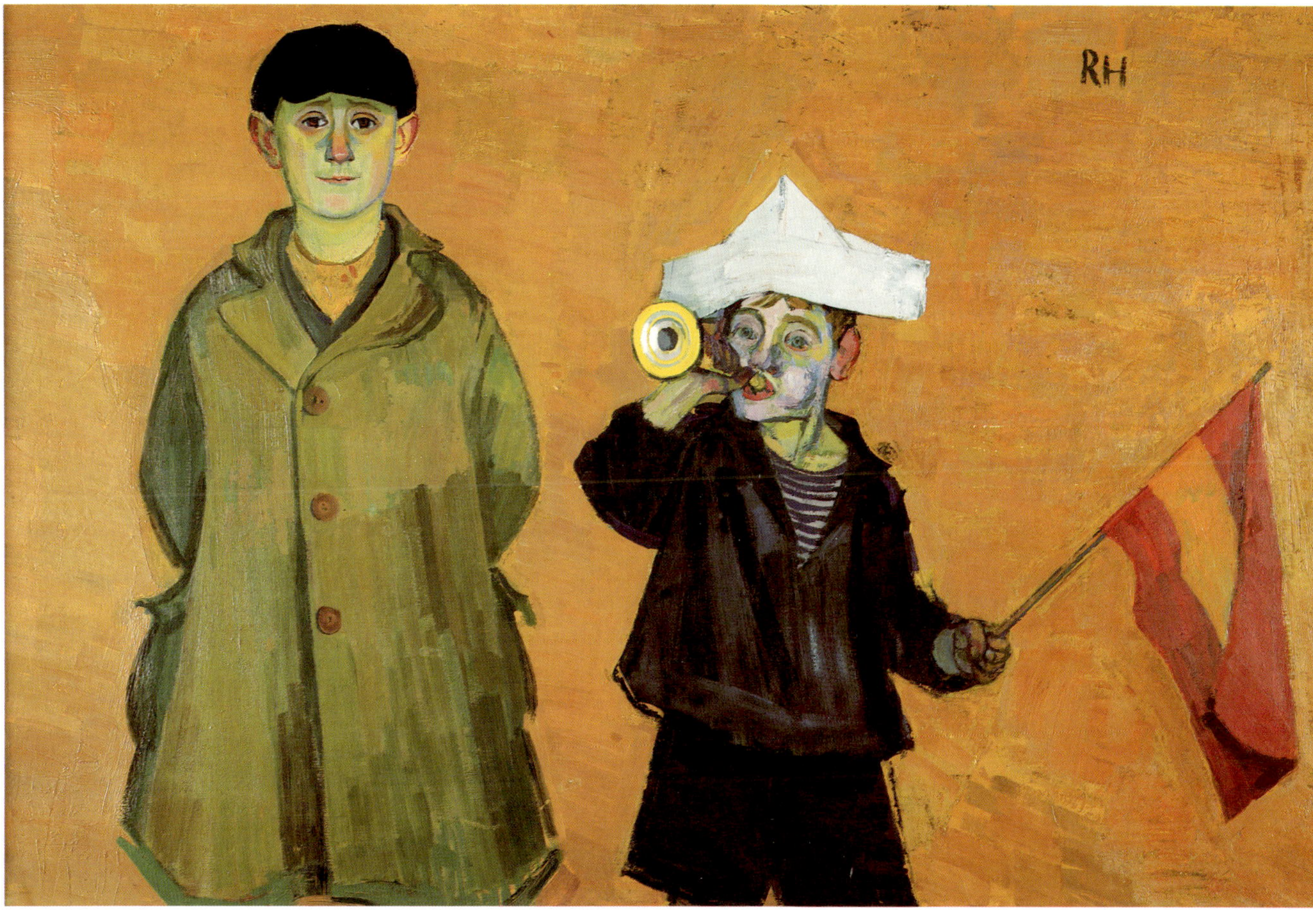

Zwei Gassenbuben, 1937
Öl auf Leinwand
100 x 150 cm
Historisches Museum
der Stadt Wien

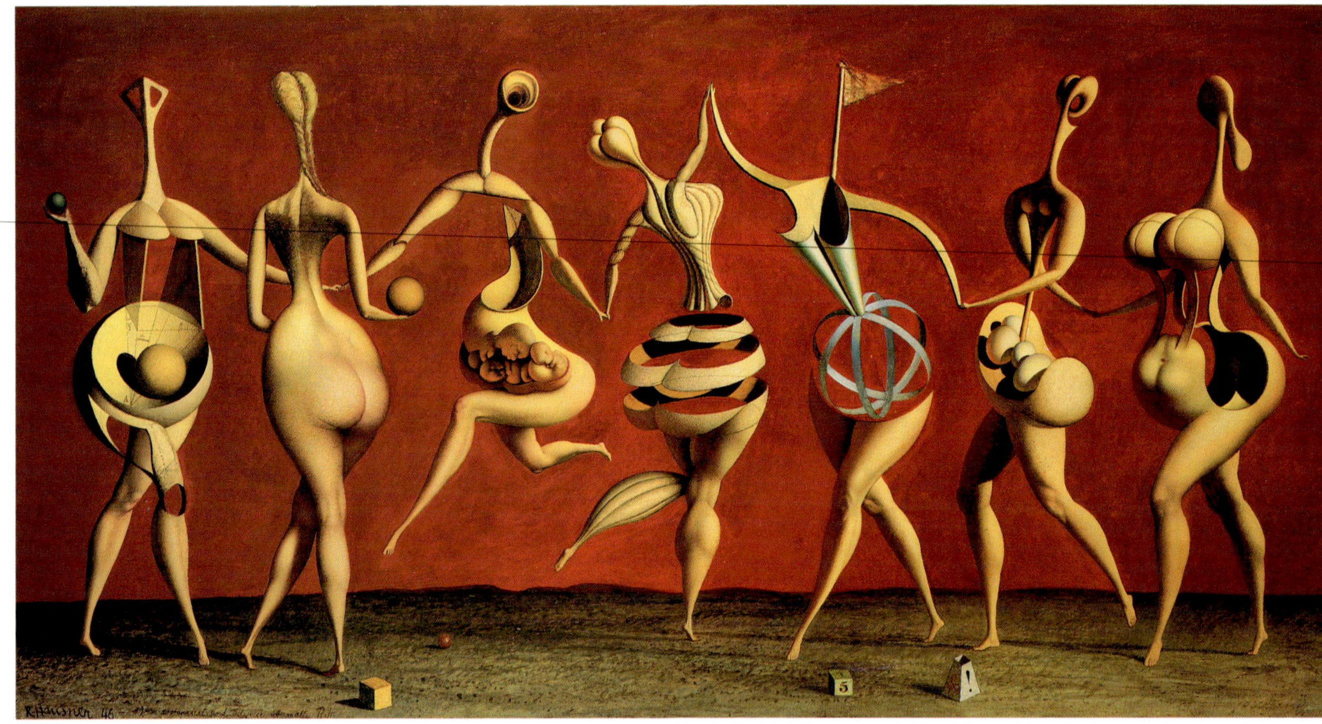

Aporisches Ballett, 1946
Hartfaserplatte, Kreidegrund,
Tempera, Harzölfarben
53,5 x 105 cm
Leihgabe Anne Hausner, Mödling

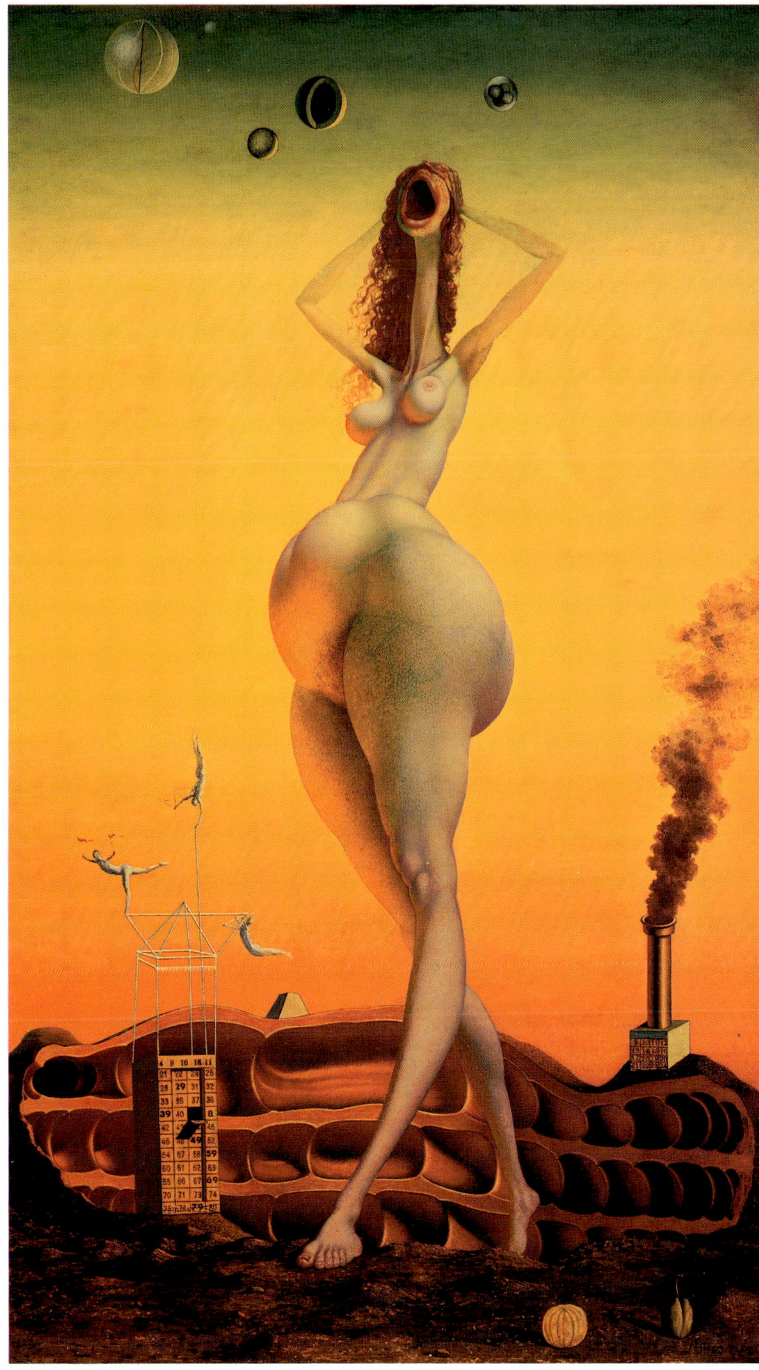

Anima, 1947
Hartfaserplatte,
Tempera, Harzölfarben
54 x 30 cm
Privatbesitz Offenbach

Ich bin Es, 1948
Tempera und Harzölfarben
auf Papier,
montiert auf Sperrholz
54 x 80 cm
Historisches Museum
der Stadt Wien

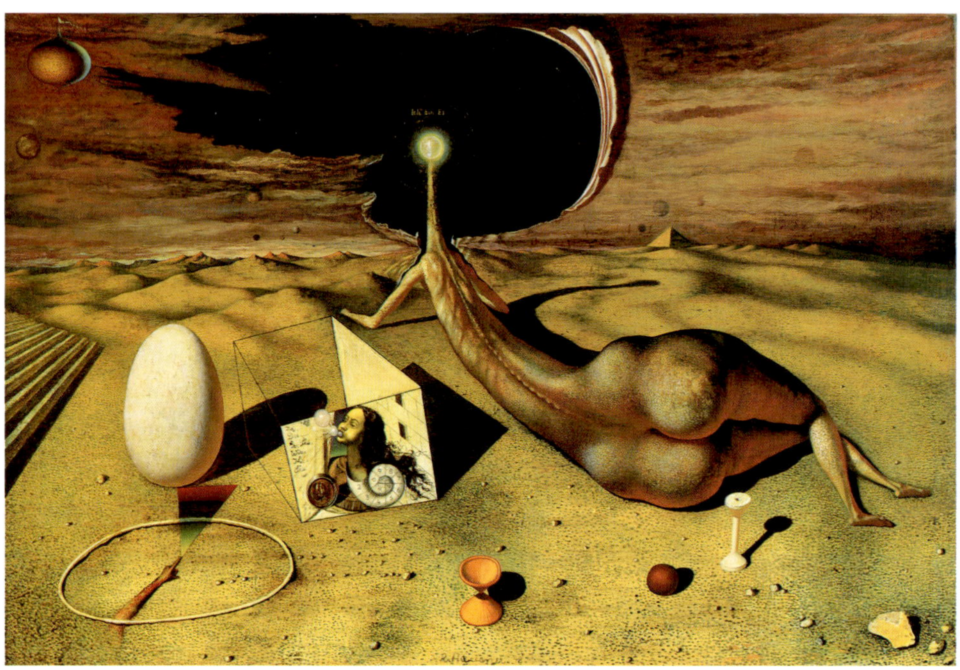

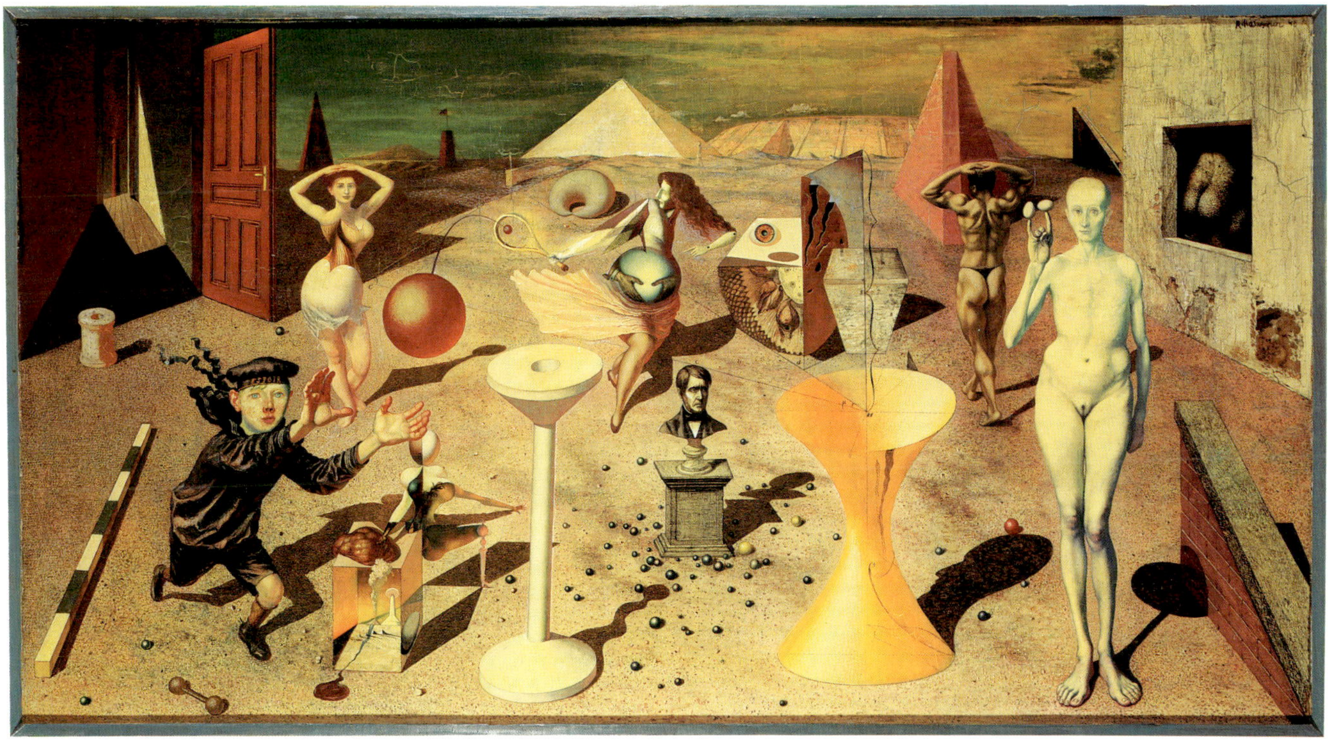

Forum der einwärts gewendeten Optik, 1948
Tempera und Harzölfarben
auf Sperrholz
64, 5 x 121 cm
Historisches Museum
der Stadt Wien

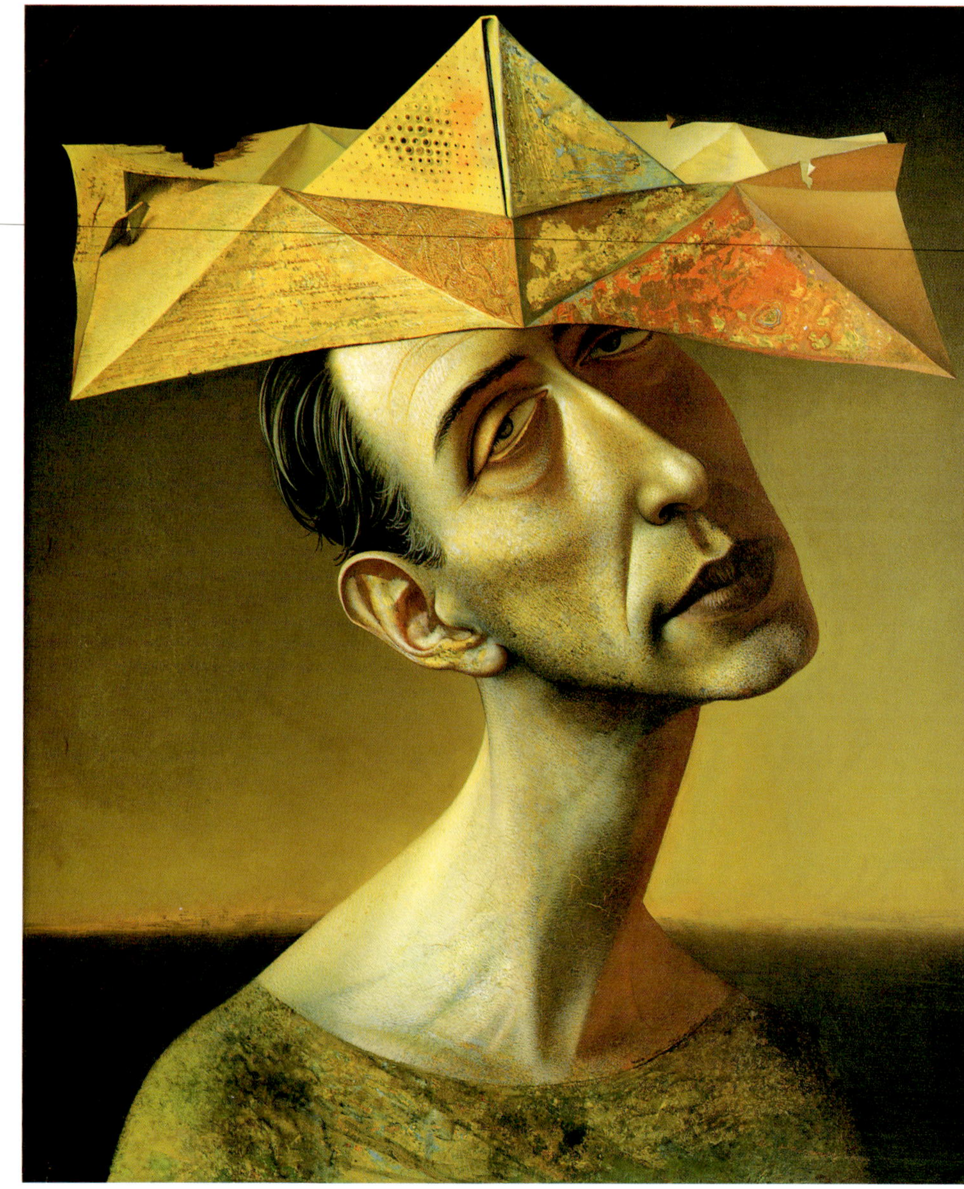

Gelber Narrenhut, 1955
Tempera und Harzölfarben
auf Hartfaserplatte
60 x 52 cm
Historisches Museum
der Stadt Wien

Wieland Schmied

EIN MEISTER AUS WIEN

Rudolf Hausner ist eine singuläre Erscheinung in der Kunst des späten 20. Jahrhunderts. In einem Arbeitsleben von 60 Jahren, von der Zeit an der Wiener Akademie, in die er als 20jähriger eintrat, bis zu seinem Tode hat er nicht mehr als 160 Bilder geschaffen, eingerechnet die Werke, die er in einem Anfall von Verzweiflung, des Ungenügens, der Kapitulation zerstört hat, mit der Rasierklinge abgekratzt, übermalt oder sonstwie vernichtet. Ein Œuvre also von gerade 160 Bildern, und sie zeigen immer dasselbe, das Gesicht eines Mannes in frontaler Ansicht, ein Gesicht mit den Zügen des Künstlers, aber stilisiert zum Typus, zu einer Kunstfigur. Ein Kopf, zurückgeworfen, mit fliehender Stirn, meist mit Matrosenmütze, dann öfters kahl, später mit einer Kappe, die an die Schüssel eines Flugkörpers erinnert, an Laokoons Raumkapsel. Wie gesagt: eine Kunstfigur. Hausner nennt sie Adam.

Adam, das ist er selbst, aber nicht ganz. Er hat viel von diesem Adam, aber er geht nicht in ihm auf. Er ist Adam, und er ist auch ein anderer, Adams Doppelgänger und Adams Gegenspieler. Und umgekehrt ist Adam mehr als nur dieser Rudolf Hausner, er hat etwas von uns allen. Adam ist jedermann, und das nicht zuletzt in seinem Verhältnis zu Eva. Ohne sie ist er unvollkommen, ist er nur ein halber Mensch. Ohne sie kommt es zu Konflikten, und mit ihr nicht anders. Mit diesen Konflikten beginnt alles. Sie können in einen Abgrund führen, in Zerstörung und Selbstzerstörung münden, aber sie können auch Erkenntnis mit sich bringen und uns eine Ahnung möglicher Harmonie vermitteln. Rudolf Hausner haben sie zur Malerei geführt.

Andere mögen zum Psychiater gehen und die Couch aufsuchen – Rudolf Hausner stellte sich an die Staffelei und sah in den Spiegel. »Ich habe in mein Gesicht geschaut«, sagt er, »und darin die Welt gesehen«. Und weiter: »Alles was ich über die Welt und mich weiß, habe ich beim Malen erfahren.« Darum ist für ihn die Malerei eine »gnostische Disziplin«. Sie schafft Erkenntnis, und sie ist zugleich »ein Mittel zur Bewältigung des Lebens«.

Zum Wesen der Freudschen Psychoanalyse gehört, daß sie ganz auf Sprache setzt. Der Patient auf der Couch soll in Worte fassen, was ihn bedrängt, er soll seine Träume beschreiben, seine Ängste benennen lernen. Er soll die Bilder des Unbewußten zur Sprache bringen und so ins Bewußtsein heben. Rudolf Hausner dagegen beginnt den Prozeß seiner Selbsterforschung vor der Leinwand. Er beginnt ihn als Maler. Mit Asger Jorn könnte er sagen: Am Anfang war das Bild. Das Bild war vor dem Wort. Es ging ihm voran. Darum will Rudolf Hausner Bilder als Bilder zum Sprechen bringen, ohne den Weg über das Wort zu nehmen, den er als Umweg empfindet.

Da haben wir also Rudolf Hausner an seiner Staffelei, besessen von der Idee, sich selbst zu erforschen, dieses Selbst zu erkennen, das ihn so sehr beunruhigt, umtreibt, quält, verstört, mit dem er so wenig fertig wird wie andere auch, vielleicht noch weniger fertig wird als sie. Dieser Rudolf Hausner ist kein Phantast. Vielleicht ist niemals in der Kunstgeschichte ein Maler Phantast genannt, gar zu einer Schule der Phantasten gerechnet worden, der so wenig, der so überhaupt nicht Phantast war, wie Rudolf Hausner. Rudolf Hausner ist Realist. Allerdings ein Realist, der den Blick nach innen richtet, der sich, wenn er malt, erinnert, der seine Bilder in der
ABB. SEITE 13
Erinnerung findet. Ein Realist mit »einwärts gewandter Optik«, wie der Titel eines 1948 entstandenen Bildes besagt. Er sei ein introspektiver Maler, hat er immer wieder betont. Wir dürfen auch sagen: ein psychoanalytischer Maler. Psychoanalyse bedeutet beim Wort genommen: Analyse der Psyche, Erhellung des dunklen Grundes unseres Unbewußten. Eben darum bemüht sich Rudolf Hausner: die Bilder seiner Erinnerung ans Licht zu heben, sie in der Beleuchtung der Ratio erscheinen zu lassen. Darum erscheinen bei ihm diese aus der Erinnerung aufsteigenden Bilder nicht nur vor
ABB. SEITE 36
›Adams rationaler Kulisse‹ (so ein Bildtitel von 1969), sondern diese Bilder selbst unterliegen einem Prozeß der Klärung, der Erhellung, bis in ihnen die Ratio über die irrationalen Elemente triumphiert. Rudolf Hausners Ziel ist Aufklärung.

An dieser Stelle zögern wir. Denn hier muß ein Widerspruch benannt werden. Rudolf Hausners Bilder sind voll Geheimnis. Und Geheimnis ist das Gegenteil von Aufklärung. Sie ist das, was sich der Aufklärung widersetzt. Und so meine ich Rudolf Hausner in seinen Bildern einerseits konsequent an der Aufklärung arbeiten zu sehen, andererseits ihn aber dabei zu beobachten, wie er alles unternimmt, das Erreichen dieses Zieles immer weiter hinauszuzögern. In diesem Hinauszögern hat er es zur Vollendung gebracht. Rudolf Hausner ist ein Meister im Hinauszögern. Mehr noch: in dieser Meisterschaft, das anvisierte Ziel ahnen zu lassen, es aber nicht zu erreichen, liegt seine ganze Kunst. Der Weg, den seine Malerei geht, ist zu schön, ist zu qualvoll-genußvoll, als daß er ihn je bis zur letzten Konsequenz hätte ausschreiten, daß er ihn ganz zu Ende hätte gehen wollen. Denn was wäre noch zu malen gewesen, wenn einmal die eigene Psyche bis in den letzten und verborgensten Winkel ausgeleuchtet gewesen wäre?
Von Karl Kraus stammt der Satz: »Die Psychoanalyse ist die Krankheit, für deren Therapie sie sich hält.« Für Rudolf Hausners psychoanalytische Malerei müssen wir diesen Satz ein wenig verändern, damit er trifft. Seine Malerei ist die Therapie jener Psyche, als deren Diagnose sie sich ausgibt. Sie benennt nicht nur die beunruhigenden Konstellationen seines Unbewußten, sie befreit ihn auch davon. Sie will erbarmungslose Diagnose sein, aber sie ist zugleich auch heilende Therapie. Das ist gut so, und das ist höchst gefährlich. Kunst darf etwas von Therapie haben, aber sie darf sich nicht in ihr erschöpfen. Denn sonst bleibt ihr nichts mehr als Gegenstand. Sonst fehlt ihr der Stachel im Fleisch: »Sie wollen mir meine Angst nehmen«, sagte der alte Alfred Kubin zu Pfarrer Samhaber, der ihn in seinen letzten Lebensjahren betreute. »Aber die Angst ist doch mein Kapital.« Das wußte auch Rudolf Hausner. Die innere Unruhe etwas mildern, etwas von ihrem Druck nehmen, das wollte er. Aber nicht zuviel, damit er den Antrieb seiner Kunst nicht zerstörte.
Und nicht zu schnell. Wer zu schnell gräbt, kann in der Eile Funde übersehen, sie beschädigen, sie sogar zerstören. Langsamkeit ist eine Tugend des Ausgräbers, Langsamkeit und Genauigkeit gehen Hand in Hand. Rudolf Hausner ist ein Archäologe der Kindheit,

ein Spurensucher, ein Erforscher individueller Mythologie. »Ich bin wie mein eigenes Troja«, sagt er. Er ist ein Schliemann, der in sich selbst gräbt. Auf der Suche nach sich selbst deckt er immer tiefere Schichten auf.
»Woher kommen wir? Wer sind wir? Wohin gehen wir?« fragte Paul Gauguin in einem seiner berühmtesten Bilder, in denen er uns von einer ersehnt ursprünglichen, vermeintlich unberührten Zivilisation berichten wollte. »Ich male mich zurück zu den Ursachen«, sagte Rudolf Hausner. Wenn die Folge seiner ›Adam‹-Bilder ein Entwicklungsroman in Fortsetzungen ist, wie gesagt wurde, dann einer, der sich rückwärts abspult. Und einer, der sich nicht nur auf die Geschichte eines Einzelnen bezieht, sondern einer, der den Typus meint, die Generation, der er angehört, wie die Generation vor ihm, vielleicht sogar ein Zeitalter. Wenige dürfen von sich behaupten, auf diesem Wege zurück zu den Wurzeln des modernen Menschen weitergekommen zu sein als Rudolf Hausner. Entwicklungsromane werden in pädagogischer Absicht erzählt. Wir sollen aus ihnen lernen. Wir sollen die Fehler erkennen, die der Held der Erzählung gemacht hat, die Fallen, in die er getappt ist, und so Fehler wie Fallen vermeiden lernen. Zumindest der Erzähler wünscht sich das, und er wünscht sich das zu allererst für sich selbst. Das gilt auch für Rudolf Hausner.
Die Bilder sollen ihm dabei helfen, sollen ihn schützen. Er sagte einmal von sich, er trage seine »Bilder wie ein Schild« vor sich her. Deswegen seien sie besonders gefährdet, in Augenblicken der Depression »die volle Kraft der Zerstörung« auffangen zu müssen. Indem sie aber die Aggression von ihrem Urheber ablenken, beschützen sie ihn zugleich. Sie sind Schild und Schirm des Künstlers. Sie sollen ihn vor dem Ärgsten bewahren – aber auch nicht mehr. In totaler Sicherheit ist eine künstlerische Existenz nicht möglich. So finden wir den Maler auf seinem Lebensweg dabei, sich in immer luftigere Höhen zu erheben, gar etwas vom Weltraum zu erkunden, und doch bemüht, bei diesem Aufstieg »absolut schwindelfrei« zu bleiben, wie es der Titel eines Bildes von 1968 plakatiert, das uns Adam auf einem fragilen Gerüst zeigt, von dem er nur zu leicht abzustürzen droht. Es gilt auf diesem Weg, soweit hinaus er ihn auch führt, es gilt auf diesem schmalen Grat das innere

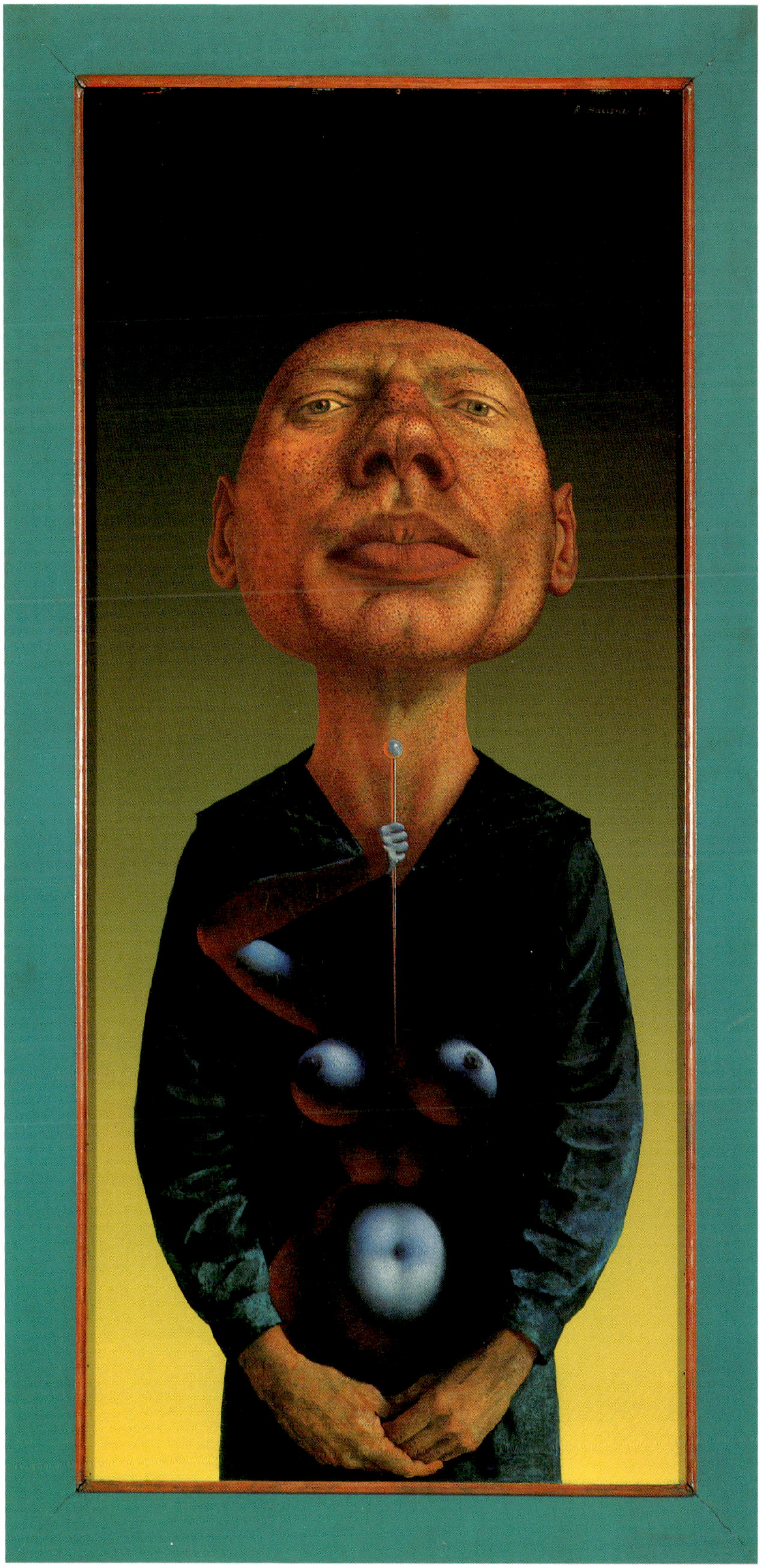

Adam selbst, 1960
Tempera, Harzölfarben auf Papier,
montiert auf Novopanplatte
94 x 42 cm
Privatbesitz

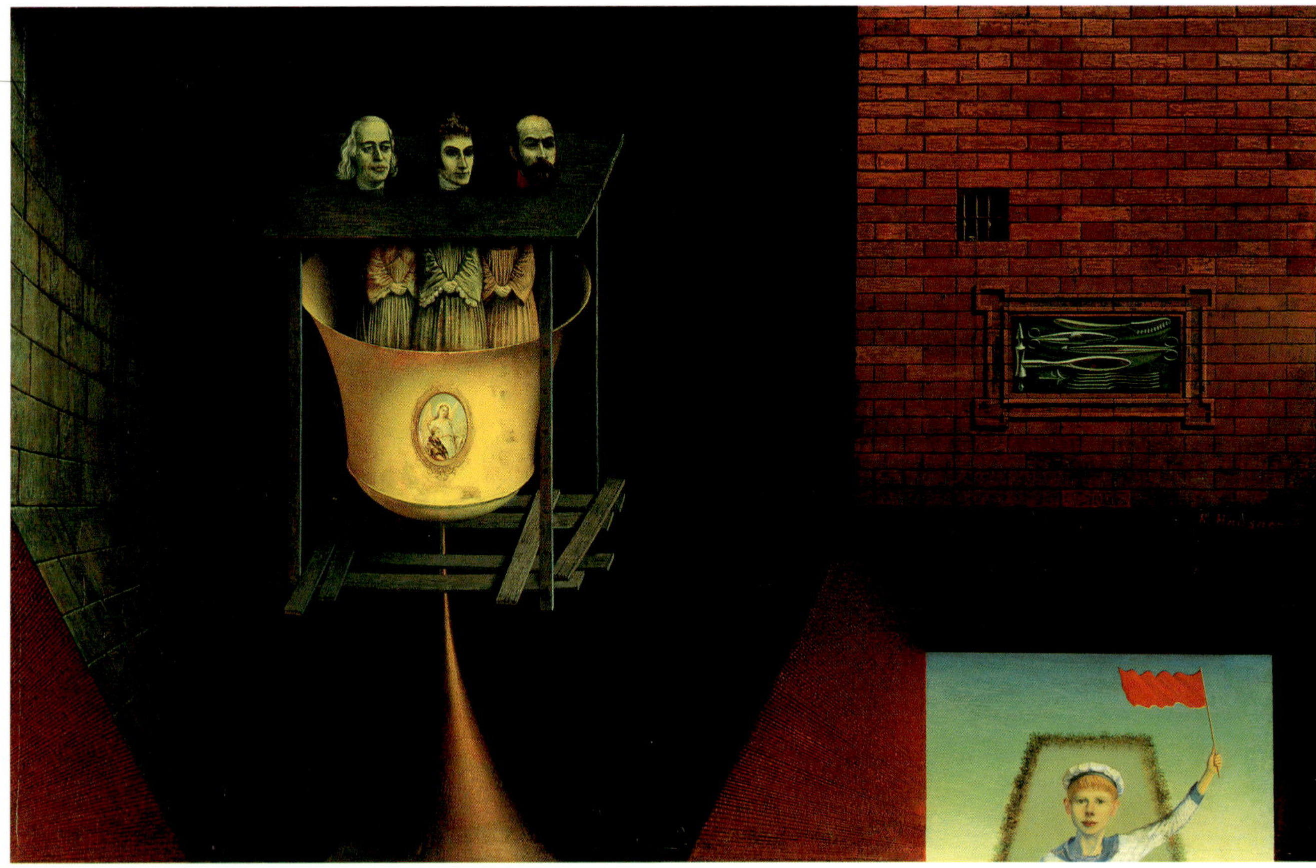

Labyrinth, 1963
Tempera, Harzölfarben
auf Hartfaserplatte
51,5 x 80,5 cm
Leihgabe Rudolf Hausner Erben

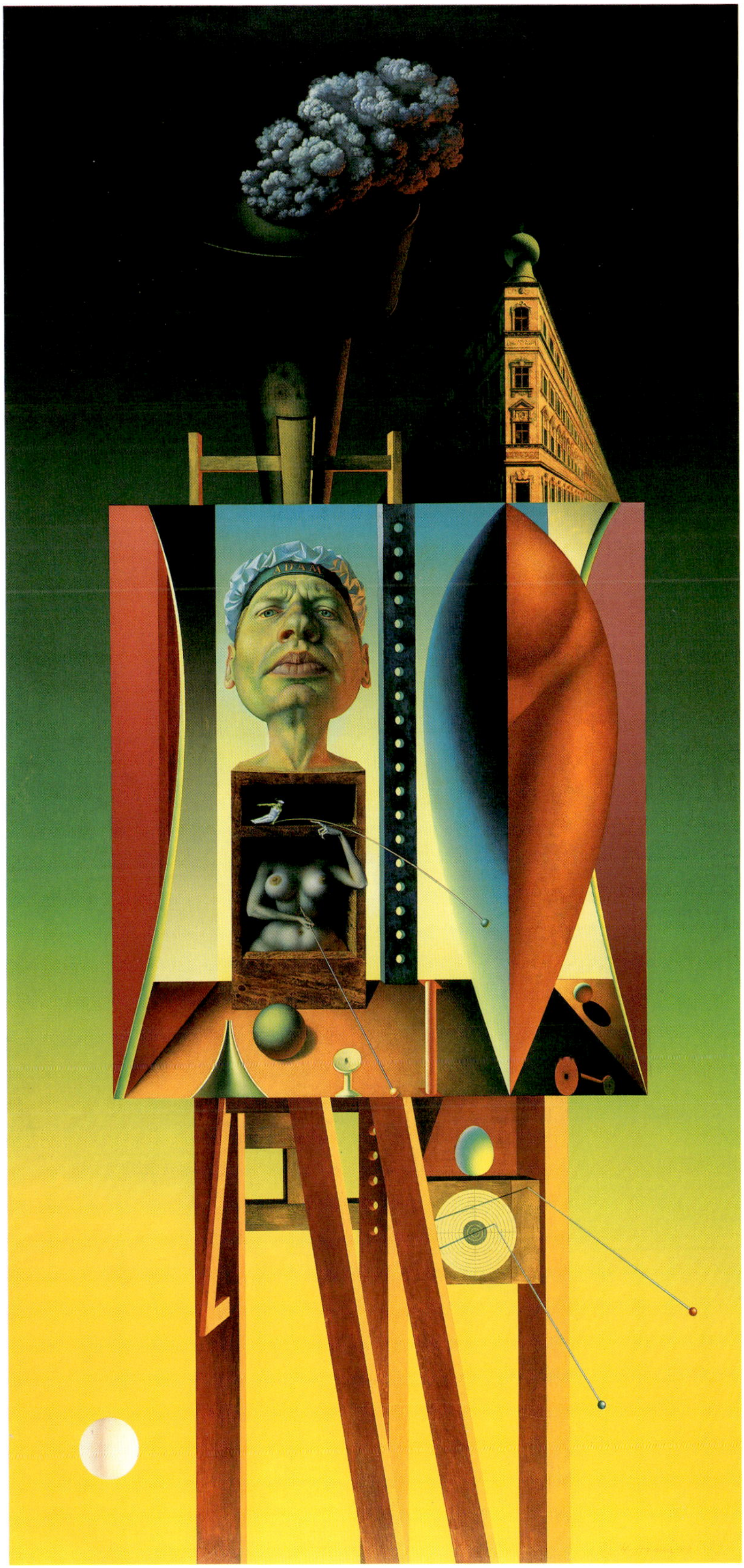

Adam gut getroffen II, 1964
Tempera, Harzölfarben
auf Leinwand, montiert
auf Novopanplatte
200 x 100 cm
Leihgabe Rudolf Hausner Erben

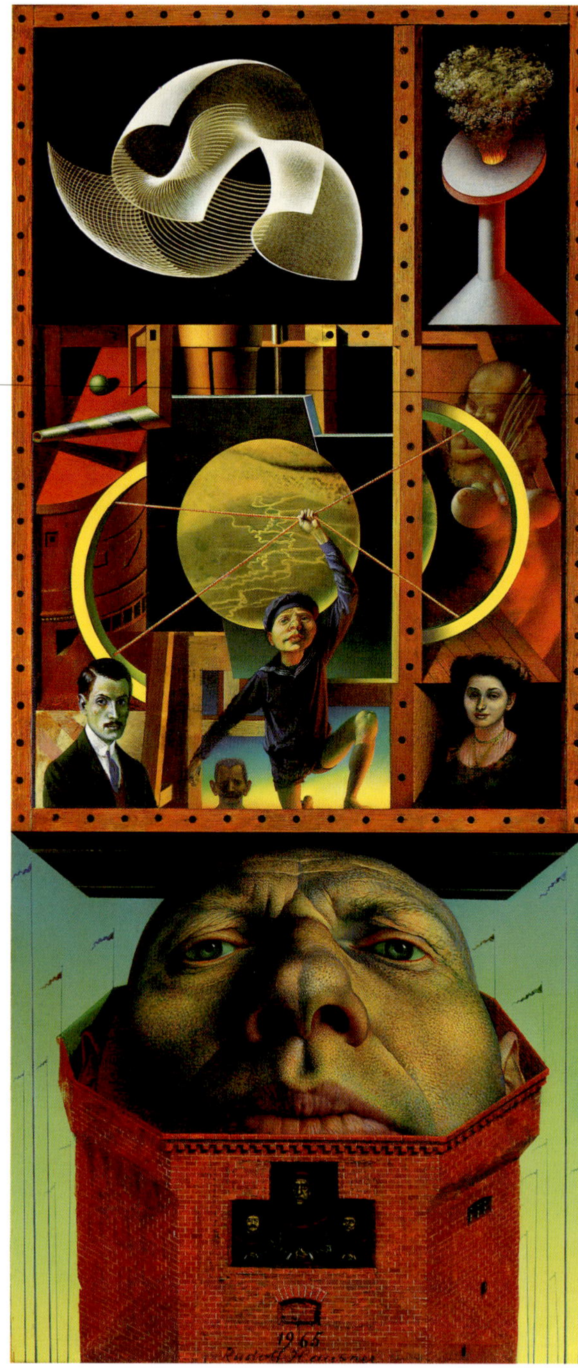

Adam und seine Richter, 1965
Tempera, Harzölfarben
auf Papier, montiert auf Holz
58 x 26 cm
Privatbesitz Wien

Gleichgewicht zu halten zwischen Sicherheit und Selbstzweifel, zwischen vollkommenem Schutz und drohendem Absturz.
»Langsam lernte ich den Umgang mit mir«, sagt Rudolf Hausner. Er lernte, »daß es auf die Dosierung ankommt«. Die selbstkritischen Kräfte können, richtig dosiert, schöpferischen Antrieb bedeuten, aber in Überdosis eingesetzt können sie alles vernichten. In dem Gemälde ›Adam selbst‹ von 1960 hat die in Adam lebende ABB. SEITE 19 Eva die ins Überdimensionale gewachsene Stecknadel aus dem Nähzeug der Mutter wie einen Dolch gegen sich selbst und damit gegen Adam gerichtet. Wie tief wird die Nadel eindringen? Wird sie nur die Haut ritzen und den tagträumenden Adam aufwecken, ihn achtsam werden lassen? Oder wird sie, mit aller Kraft in die eigene Brust gestoßen, ihn töten? Das ist die Lebensfrage des Rudolf Hausner, die er in immer neuen Variationen stellt und nicht beantwortet.
Mit dieser Frage sind wir auf einem Umweg wieder zu dem Grundwiderspruch seiner Kunst zurückgekehrt, zu dem Konflikt zwischen Aufklärungslust und dem Drang, das Geheimnis ihrer Existenz zu bewahren. Aus diesem Konflikt entspringt die Malerei Rudolf Hausners, und diesen Konflikt trägt sie in jedem Bild aufs Neue aus. Daher kommt der Doppelcharakter seiner Bilder: sie sind Instrumente der Selbsterkenntnis und sie sollen zugleich als Schutzschild funktionieren, sie sollen die Gründe und Abgründe seiner Psyche erforschen und sie sollen dabei so wenig wie möglich davon preisgeben.
Rudolf Hausner an der Staffelei: der lebende Widerspruch; er will alles von sich wissen, aber nichts verraten. Hausners Bilder verbergen mehr als sie sagen. Hausners Meisterschaft liegt im Verschweigen, in der Andeutung, im Chiffrieren. Seine Bilder sind alles andere als rückhaltloses Bekenntnis. Zwar sehen wir die Adam-Figur zuweilen nackt, aber Rudolf Hausner entblößt sich nicht. Er verrät dem Betrachter nicht, was er in der Selbstbespiegelung und Selbstanalyse herausgefunden hat; jedenfalls nicht auf den ersten oder zweiten Blick, und auch bei näherer Betrachtung gibt er sich nur höchst zögernd und nie ohne Rest zu erkennen. Da bleibt immer etwas, das wir nicht ergründen sollen.
Rudolf Hausner verbirgt sich hinter der Maske Adams. Adams Ge-

sicht ist wirklich eine Maske. Dieses Adam-Gesicht bleibt unbewegt, ungerührt, stoisch. Es erscheint immer wieder anders beleuchtet, in Schatten getaucht oder grell angestrahlt, es altert, Falten graben sich in das Gesicht, aber sein Ausdruck bleibt der Gleiche. Ein Gesicht ohne Eigenschaften, eine Maske. Die Sonne geht auf und die Sonne geht unter, der Himmel verfärbt sich, er wird blau, grün, rot und gelb, Hausner ist ein Meister der Dämmerung, der verzögerten Sonnenauf- und -untergänge. Ihr Widerschein trifft Adams Gesicht, aber er verändert es nicht. Und auch in der intensivsten Taghelle sieht es uns an, als beträfe ihn das alles nicht, als ginge der Wechsel der Tageszeiten und der Lauf der Jahre an ihm vorüber, ohne nennenswerte Spuren zu hinterlassen.

Wir können das Gesicht Adams so lange und so intensiv betrachten wie wir wollen; wir werden wenig über ihn in Erfahrung bringen. Adam selbst ist der Betrachter. Er scheint alles zu sehen. Er scheint mehr über uns zu wissen als wir über ihn. Scheinbar unberührt beobachtet er die Welt. Er registriert was geschieht, aber er gibt keinen Kommentar. Adam ist der Mensch ›Nach dem Sündenfall‹ – so der Titel des ersten Adambildes, das 1956 datiert ist –, der Mensch, der durch tausend Katastrophen gegangen ist, der tausend Verluste erlitten hat. Ihn kann nichts mehr erschüttern. Er bleibt von stoischer Gelassenheit.

Oft sind es die Titel, die uns einen Hinweis geben, wie die Bilder gelesen werden können. Ohne sie würden wir weitgehend im Dunkeln tappen. Sie sagen uns, daß Adam, in einem Turm eingesperrt, sich vor seinen Richtern verantworten muß, daß er in luftiger Höhe – »in gehobener Stellung« – »absolut schwindelfrei« balanciert, daß er vor Angst »zittert«, daß er »das Maß ist«, daß er mit Eva-Anima »eine süße Last« trägt, daß endlich der »lange Gang hinter« ihm liegt und er »im Freien steht«, und was der Fingerzeige mehr sind. Solch metaphorische Hinweise stellen eine Brücke dar, die Hausner der Ratio baute, damit sie in den hermetischen Bildzusammenhang eindringt.

Die Bildtitel (und die kurzen erläuternden Anekdoten, die Hausner gerne erzählt) funktionieren wie Wegweiser: sie zeigen die Richtung an, die unsere Interpretation nehmen soll. »Die Begriffe in den Titeln sind indessen nachträgliche Funde«, schreibt Hans

Holländer[1]. Sie stellen sich ein, wenn die Selbstanalyse zu einem visuellen Ergebnis gelangt ist. »Es handelt sich um Benennungen um Versuche, den ungehindert aufsteigenden Figuren einen Namen zu geben, ein System, in dem sie durchschaubar werden. Insofern sind die Titel Bestandteile des Bildes und Äquivalente der im Bilde selbst aufgestellten Fallen.«

Rudolf Hausner malt keine Selbstbildnisse, jedenfalls nicht im gewohnten Sinn. Zwar trägt Adam die Züge seines Malers, aber es geht nicht um irgendeine Portraitähnlichkeit. Diese mag gegeben sein, aber sie ist nicht die Hauptsache. Hausners Ziel ist nicht die Wiedergabe seiner äußeren Erscheinung, sondern die Erforschung seines Wesens. Dazu dient ihm Adam als Werkzeug. Er setzt ihn als eine Art Chiffre ein – wir können auch von einer Maske sprechen, aber beide Begriffe treffen nicht ganz –, die für ihn die Reise ins Reich der Symbole antritt. Wie eine Sonde – um nochmals einen anderen Begriff zu gebrauchen – senkte er sie hinab in den Bezirk des Unbewußten, um durch sie zu sehen, was sich dort zeigt. Hausner sieht mit Adams Augen.

Als Adam taucht er in die Welt der Bilder ein, aus denen sich sein Ich entwickelt hat und wandert zwischen ihnen umher. So wird er eine Chiffre unter Chiffren, eine Maske unter Masken. Er erkennt sich in der einen oder anderen, aber er muß sich mit keiner ganz identifizieren, auch nicht mit Adam. Adam, das ist er selbst in einem bestimmten Augenblick, in einer Momentaufnahme, aber er weiß, daß er in Wahrheit aus unendlich vielen solcher Momentaufnahmen besteht.

Die Adam-Figur ist für Hausner ungefähr das, was Gulliver für Swift bedeutete: die Gestalt, in der er sich auf Reisen begeben konnte. Wie Swift sich kritisch unter seinen Zeitgenossen bewegte, als sei er ins Fabelreich der Riesen oder der Lilliputaner geraten, so begibt Hausner sich in Gestalt seines Adam in die verdeckten Partien seiner Innenwelt. Er weiß: innen und außen gehören zusammen, ihre Erscheinungen korrespondieren miteinander, man muß nur lange und genau genug hinschauen, um die Bezüge und Entsprechungen zu entdecken. In Bildern der äußeren Realität zeigen sich innere Vorstellungen und Befindlichkeiten. Empfindungen, Stimmungen, Erinnerungen kristallisieren sich in einem dinglichen Äqui-

1 Über die Malerei Rudolf Hausners, Künstlerhaus, Wien 1984

valent. Das ist ungefähr das, was das Wort vom psychischen Realismus Hausners meint. Noch ein Vergleich drängt sich auf, der mit Alice in Lewis Carrolls Wunderland. Nur daß sich Hausners Adam sein Staunen nicht anmerken läßt. Er läßt das Arsenal der Chiffren und Figuren, die ihm auf der Reise ins Innere seiner Welt, beim Abstieg in den Brunnen der Erinnerung begegnen, scheinbar ungerührt an sich vorbeiziehen wie die Bilder eines Films.

Hausners Bilder spielen auf zwei Ebenen. Da ist einmal die Ebene, auf der Adam erscheint, oder Odysseus, oder der Matrose, oder der Mann mit dem Narrenhut – und da ist die Ebene, auf der alles andere sich zeigt. Alles, was passiert, passiert ihm, diesem Adam-Odysseus. Aber spielt es sich nur in seiner Vorstellung ab? Träumt er? Sind es Erinnerungen, die an seinem inneren Auge vorbeiziehen? Oder ist es Gegenwart? Wie immer es sich damit verhalten mag – Adam-Odysseus steht wie eine Wächterfigur zwischen dem Betrachter und dem Reigen der Erscheinungen. Nur durch ihn kann sich uns ihr Sinn erschließen.

Wenn Rudolf Hausner seinen Adam malt, dann malt er nur einen Teil von sich selbst. Adam ist unvollständig. Da sind noch andere Figuren in ihm. Da ist Odysseus, der listenreiche, der viele Abenteuer besteht, den es hinauszieht, gefährlich zu leben, in Noahs Arche führt er all seine Erfahrungen mit sich, kostbarer Schatz und drückende Last. Da ist der spielende Knabe im Park mit seinem Matrosenanzug, der ihn auf unruhige Ausfahrten vorbereitet, von denen er noch nichts ahnt; unschuldig schwenkt er der Welt sein Fähnchen entgegen. Da ist der Mann mit dem Narrenhut, überschlank Hals und Gesicht, feingliedrig die Hände, verträumt, introvertiert, Adams *alter ego*, der Künstler in ihm, von Adam nur allzugern in den Schatten gedrängt. Da ist Laokoon, der Mahner, der Warner, den die Hypertrophie der Technik verschlingen wird, das Trojanische Pferd hat sich für ihn in eine Raumkapsel verwandelt. Da ist der Maschinist, der Heizer, das noch ein wenig dunklere, dumpfere Ebenbild Adams, der ihm wie ein Doppelgänger auf den Fersen bleibt. Und da ist Eva/Anima, seine weibliche Hälfte, mit der er um alles in der Welt verschmelzen möchte. Er weiß nicht mehr, daß er ursprünglich einmal mit ihr eins gewesen ist, er weiß nur, daß ihm etwas fehlt.

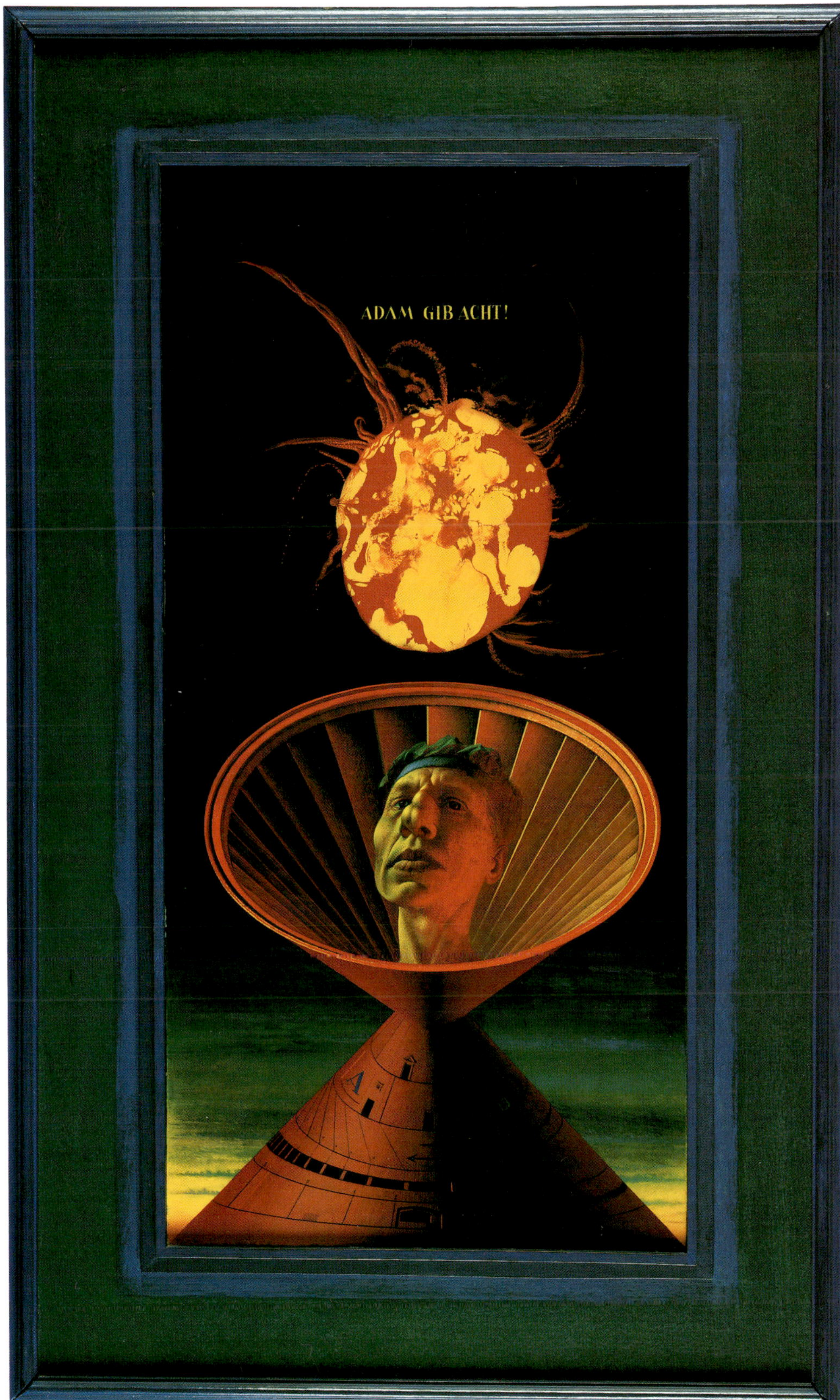

Adam gib acht!, 1966
Öl auf Holz
53 x 27 cm
Privatbesitz

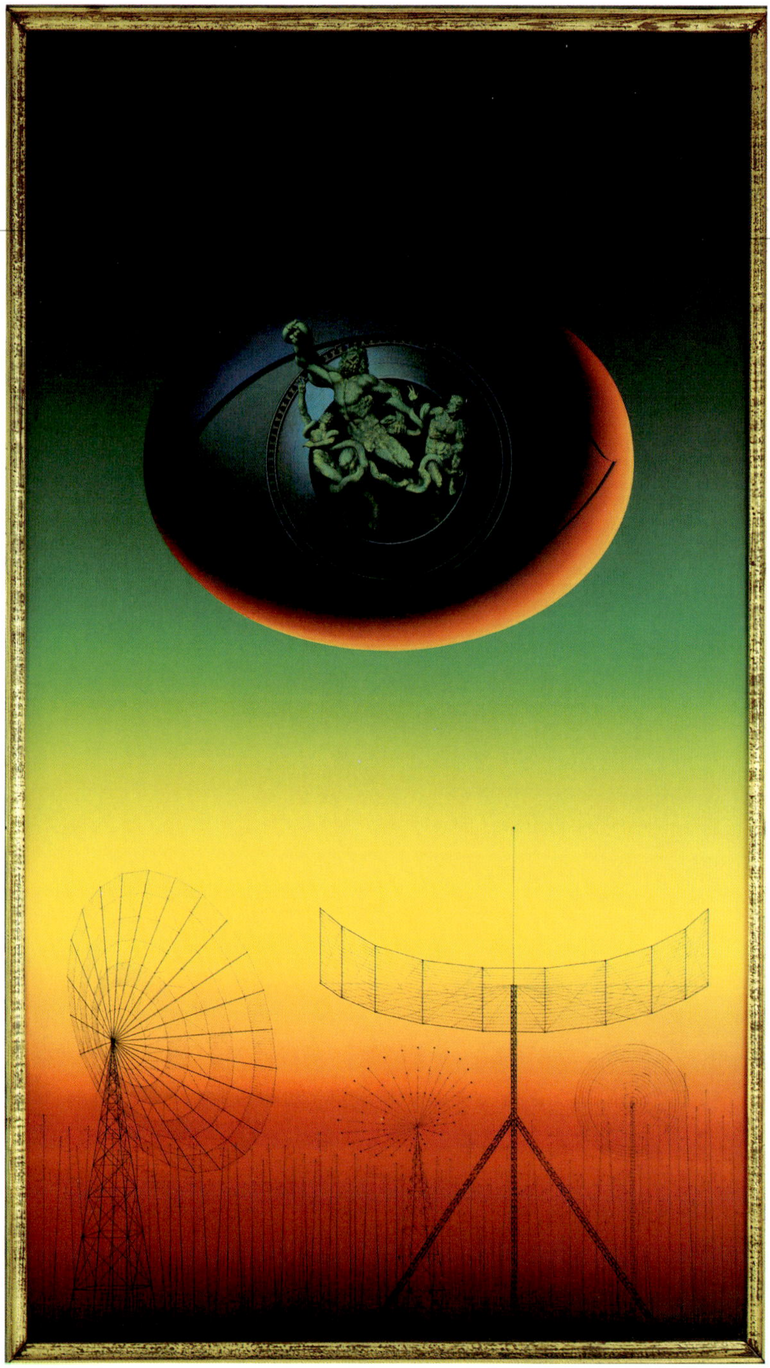

Kleiner Laokoon III, 1968
Tempera und Harzölfarben
auf Leinwand, montiert
auf Novopanplatte
82 x 51,5 cm
Privatbesitz Wien

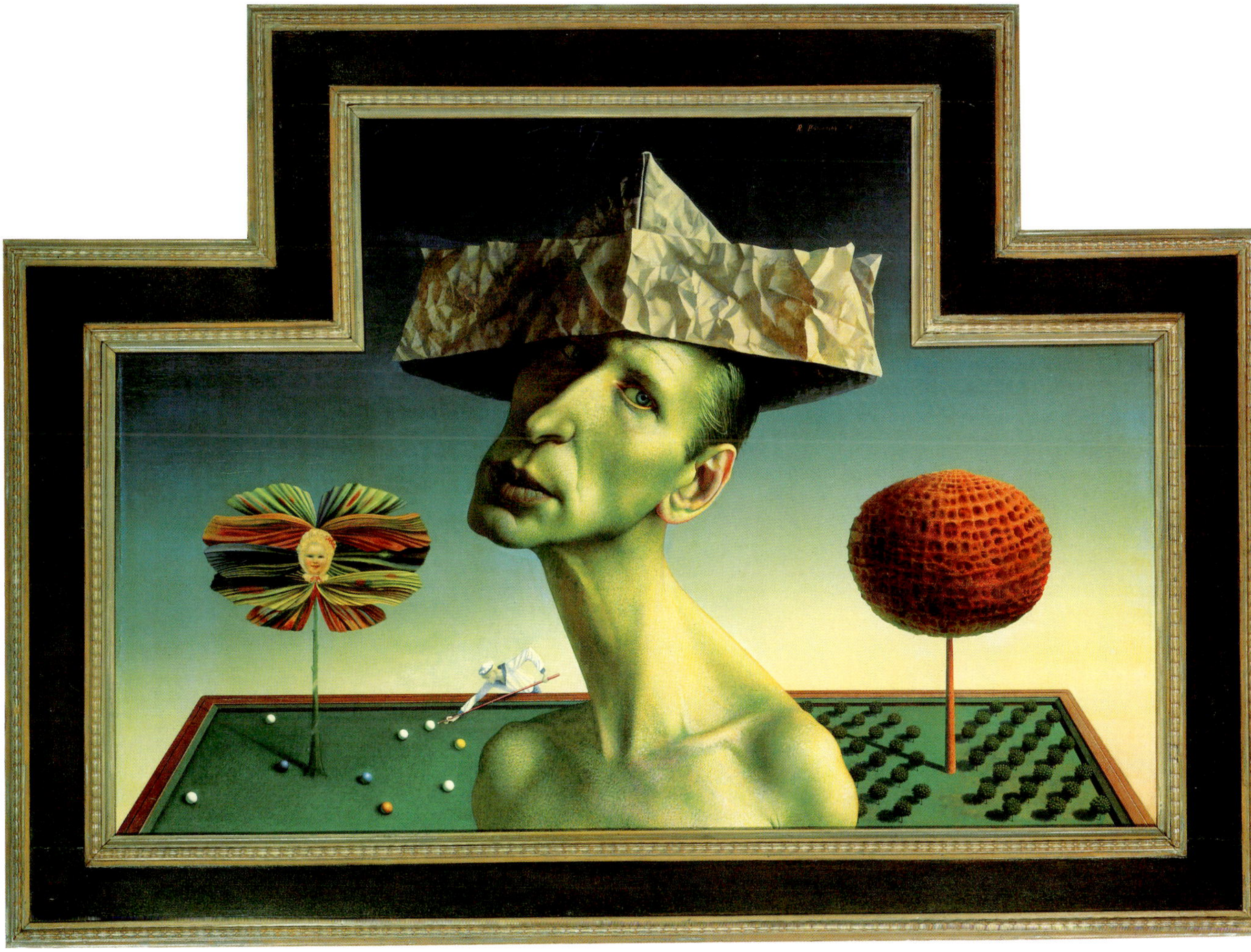

Großer Narrenhut, 1968
Tempera, Harzölfarben
auf Leinwand,
montiert auf Novopanplatte
80 x 110 cm
Sammlung Dr. Hartl, Freising

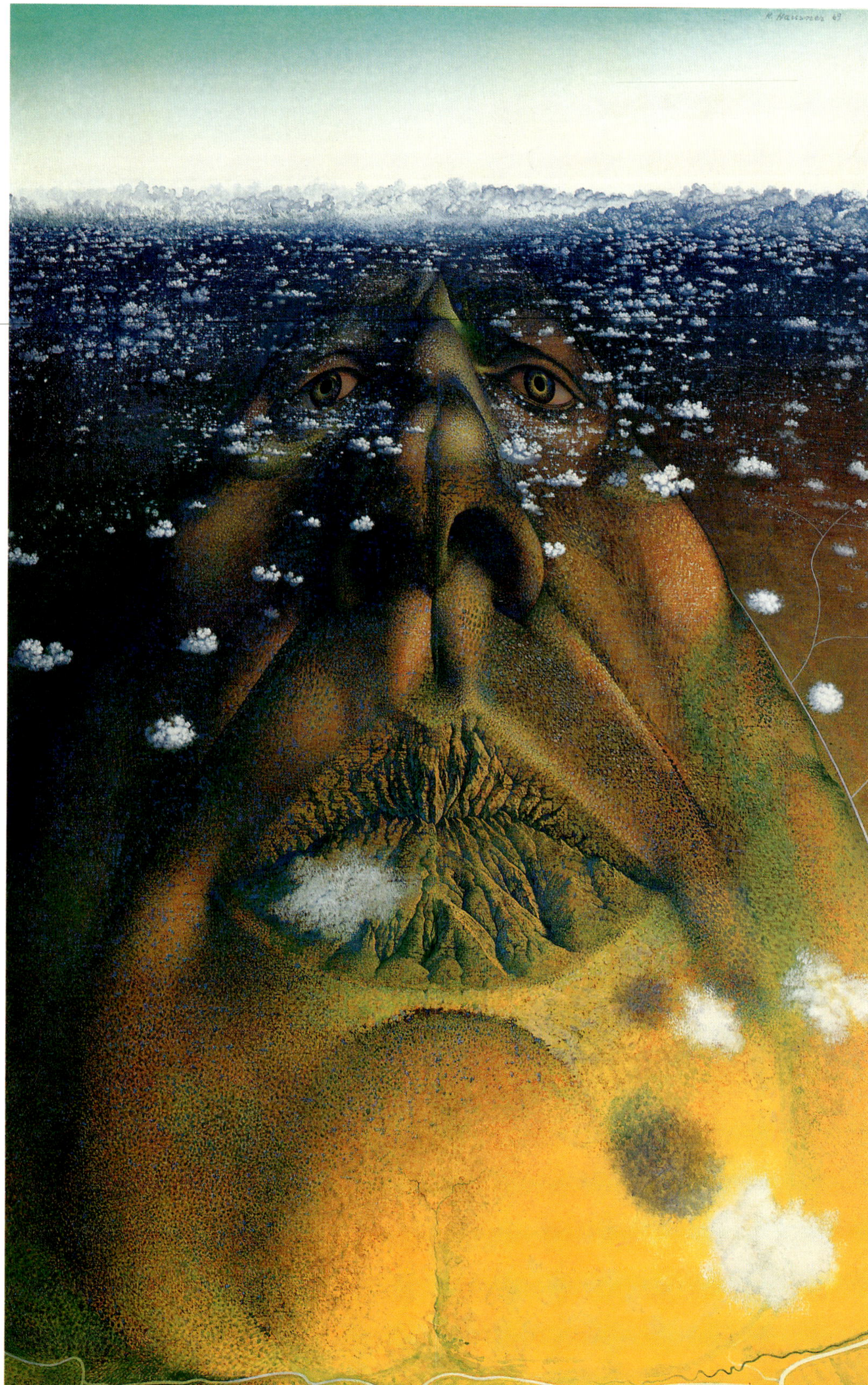

Rudolf Hausner berichtet von dem Besuch eines amerikanischen Psychoanalytikers in seinem Atelier. Vor allem die Bilder habe er sich eindringlich angesehen, die Adam und Anima zusammen darstellten, wie ›Adam gut getroffen‹ oder ›Adam selbst‹. Dann habe der Besucher ihn gefragt: »Wie kommen Sie zu dem chassidischen Adam?« Hausner war perplex. Vom chassidischen Adam wußte er nichts. Er bat um die Erklärung, was damit gemeint sei. Sein Gast brachte es auf den Punkt: »Adam vor der Spaltung!« Hausner erzählt: »Wie der Blitz traf es mich, ich wußte im Moment, daß mich das direkt anging: Adam vor der Spaltung! Natürlich: Eva – als Anima – noch in ihm! Erst später wird sie aus ihm herausgenommen werden, leiblich von ihm getrennt werden und als Partnerin vor ihn hintreten, sie, die eigentlich mit ihm eins war und wieder mit ihm eins werden will…«[2]

ABB. SEITE 21 UND 19

2 Rudolf Hausner: »Ich, Adam. Entdeckungen und Spiegelungen in Bildern.« Herausgegeben von Walter Schurian. dtv, München 1987

Hausners Adam ist die auf ihre Triebstrukturen reduzierte Hälfte seines Ich, eine Figur mit brutal vorgerecktem Kinn und fliehender Stirn, mit witternden Instinkten und unterentwickeltem Bewußtsein, noch dem Unbewußten verhaftet. Er registriert, was geschieht, aber in seinen Reaktionen ist er eingeschränkt. Alle Gefahren lauern in ihm selbst, alle Fallen, in die er geraten wird, sind von Anfang an in ihm angelegt, er wird ihnen nicht entkommen. Laokoons Warnungen schlägt er in den Wind, er verfängt sich im System der Technik wie Charlie Chaplin in der Maschinerie von *Modern Times*. Und er ist der geborene Bigamist. Immer steht er zwischen zwei Frauen. Erlösung kann ihm erst zuteil werden, wenn er auf eine Eva stößt, die zugleich ihre Zwillingsschwester ist, will sagen, die selbst eine Persönlichkeit mit so vielen Facetten darstellt, daß sie den unterschiedlichsten Rollen gerecht zu werden vermag.

Lesen wir die Bilder Rudolf Hausners richtig, so erzählen sie in vielen Variationen immer wieder eine Geschichte. Es ist die Geschichte von ›Adam, dem ungeliebten Sohn‹. Dies ist die zentrale Erfahrung seiner Kindheit, das Trauma, von dem er nicht loskommt. Er fühlte sich ungeliebt, von der Mutter nicht wirklich angenommen – eine Parallele, die ihn übrigens mit André Breton verbindet, von dem wir wissen, daß er sehr unter der Kälte seiner Mutter gelitten hat. Hausner, wie Breton das einzige Kind seiner El-

ABB. SEITE 64-65

Adam Massiv, 1969
Tempera, Harzölfarben auf Leinwand, montiert auf Novopanplatte
102 x 72 cm
Leihgabe aus Privatbesitz

tern, meinte wie dieser ungewollt und vor allem der Mutter im Wege zu sein. Sagen wir es in den Worten Sigmund Freuds: der junge Rudolf Hausner wollte Ödipus sein und seine Mutter in die Arme nehmen, bei ihr Geborgenheit finden. Aber er wurde von ihr abgewiesen. Die Mutter blieb kühl, ja sie wollte (auch das eine Parallele zu Breton), daß der Vater das Kind für seine kleinsten Vergehen streng zur Rechenschaft zog. So entwickelte sich in Rudolf Hausners ein Anti-Ödipus-Komplex. Der Vater war ihm näher, war die wichtigere Bezugsperson. Von der Mutter nicht geliebt, suchte er seit der Pubertät in allen Frauen nicht nur die Geliebte, nicht nur die Partnerin, sondern auch die ideale Mutter, die Frau, die ihn von Grund auf so akzeptierte, wie er war.

In dieser traumatischen Kindheitserfahrung Hausners wurzeln zwei der entscheidenden Charakterzüge seines Adam, die dieser hinter seiner stoischen Maske vor uns zu verbergen trachtet: seine Ich-Schwäche und der daraus resultierende Drang zur Selbstzerstörung, zur Selbstauslöschung (den, wie wir wissen, seit je seine Bilder abgefangen und kanalisiert haben). Für diese Ich-Schwäche hat Hausner selbst die treffendste Metapher gefunden, in seiner ›Arche des Odysseus‹: es ist der kopflose Mann zwischen zwei Frauen, die eine hält ihn an seinem Arm gepackt (denn über einen solchen verfügt er); indes die andere ihn, der doch nur aus einem leeren Gewand zu bestehen scheint, das an einem Kleiderbügel hängt, aufrecht hält, indem sie den Haken des Kleiderbügels an ihrem Finger balanciert. Nur als Odysseus-Adam, als – scheinbar – unbeteiligter Beobachter kann er von außen wahrnehmen, wer er wirklich ist, und so Identität gewinnen.

Um es noch einmal in den Worten Sigmund Freuds zu sagen: ES will ICH werden. ES will ein Bewußtsein von sich selbst erlangen, will sich selbst erkennen und so zum ICH aufsteigen. Rudolf Hausner ist diesen Weg konsequent gegangen, von der frühen Behauptung »Ich bin Es« in dem gleichnamigen Gemälde von 1948 – bis zum Spätwerk 45 Jahre danach, in dem wir Adam ›Auf dem Weg zum Parnass‹ (1993) treffen. In diesem Weg liegen Größe und Grenzen des Rudolf Hausners beschlossen. Adams Aufstieg ist die größte Gefährdung des Malers. Auf dem Wege seiner Malerei hat Hausner sich selbst, wenn denn das möglich ist, beinahe zu genau er-

ABB. SEITE 12

forscht. In den späten Bildern meint man oft: dieser Maler weiß zuviel von sich selbst. Indes sich sein Bewußtsein konsequent entwickelt hat, scheint das Unbewußte am Ende ausgezehrt, ausgetrocknet. Hausner hat es bis in den letzten Winkel ausgeleuchtet und ausgebeutet. Überall triumphiert das Bewußtsein über das Unbewußte. Das ist schade. Denn aus der Spannung zwischen Bewußtsein und Unbewußtem bezogen seine Bilder ihre Spannung. Es war der bedrängende, beängstigende Reichtum des Unbewußten, der das Bewußtsein zu seinen Anstrengungen mobilisierte. Von diesem Reichtum des Unbewußten und den ersten, noch zögernden Versuchen ihn zu bewältigen, lebten die frühen Bilder – ›Ich bin Es‹, ›Forum der einwärts gewendeten Optik‹, ›Die Arche des Odysseus‹ –, und auch die nächste Gruppe bedeutsamer Werke – z. B. ›Adam nach dem Sündenfall‹, 1956, ›Adam gut getroffen‹, 1959, und ›Adam und seine Richter‹, 1965 – bezieht ihre Kraft aus der anhaltenden Spannung zwischen Bewußtem und Unbewußtem. Doch ist schwer zu übersehen: mehr und mehr gewinnt das Bewußtsein die Oberhand. Adam, anfangs ein erschrockener Beobachter, wird selbstbewußt, und Hausner muß ihn zuweilen mit erhobenem Zeigefinger ermahnen: »Adam, gib acht!«, damit er es nicht übertreibt, er in seinem Selbstbewußtsein nicht gar zu übermütig wird.

ABB. SEITE 12, 13

ABB. SEITE 21, 22

ABB. SEITE 27

Rudolf Hausner ist den von Freud gewiesenen Weg vom Es zum Ich gegangen, aber er hat, was er im tatsächlichen Leben an Sicherheit gewann, mit künstlerischen Verlusten bezahlen müssen, zumindest eine Weile lang, bis ihm auch dies bewußt wurde. Sagen wir es so: Das Unbewußte des Rudolf Hausner war unendlich viel interessanter als das Bewußtsein, zu dem Adam allmählich gelangt. Die Rätsel des Es waren um ein Vielfaches faszinierender als die Lösungen, die das Ich uns zeigte. Vom Spielzeug des Kinderzimmers zur Technik der Raumfähre – welche Verengung der Welt. Von der Garnspule, dem Ball, dem Trichter, der Nadel und dem Reifen zu den Apparaturen der Ingenieure – welch eine Beschränkung der Phantasie. Von der Matrosenmütze des Knaben zu Adams Ufokappe – welch ein Verlust an Imagination.

Es verhält sich damit wie mit allem, was wir Fortschritt nennen: jeder Schritt der Aufklärung nimmt etwas von dem Geheimnis

ABB. SEITE 12, 13 weg, das einst über Bildern wie ›Ich bin Es‹ und ›Forum der einwärts gewandten Optik‹ lag. Vor solchen Bildern möchte man wünschen: Ach, wäre das Ich des Künstlers doch länger ein Es geblieben. Wir haben Hausner einen Meister im Hinauszögern seines Ziels genannt, einen, der lustvoll Umwege geht, sich in Vorspiele verstrickt, Labyrinthe sucht, nur um länger unterwegs – und das heißt bei seiner Malerei – zu bleiben, nur um das Ziel nicht zu erreichen. Lange genug ist ihm das gelungen. Aber mehr als ein halbes Jahrhundert ließ sich das Ziel denn doch nicht umkreisen ohne anzukommen. Ein letztes Mal hatte sich das Unbewußte Mitte der achtziger Jahre nachhaltig in dem ›Familienbild‹ zu Wort gemeldet, das ursprünglich ›Unglückliche Liebe‹ heißen sollte und hatte die Konstellation der Figuren und ihrer Requisiten diktiert – bezeichnenderweise fehlte Adam in diesem Bild, er ist zu einer – angeschnitten am Horizont erscheinenden – Büste erstarrt, die Kontrolle des Adam-Bewußtseins ist für einen Moment der Erinnerung außer Kraft gesetzt. Und der junge Rudi Hausner darf in einem unbewachten Augenblick die halb entkleidete Mutter zärtlich umfangen.

Die Surrealisten hatten ganz auf die Sprengkraft des Unbewußten gesetzt – es sollte unsere Wirklichkeit verändern. Freud wollte seine Schrecken bändigen, es der Kontrolle des Bewußtseins unterwerfen. Instrumentierte Hausner in den fünfziger Jahren ganz im Sinne Freuds die Rache Wiens am Surrealismus, so stellt sich in seinen späten Bildern im Gegenzug die Revanche der Surrealisten ein und wir müssen zugeben: ohne die Bilder des Unbewußten verarmt die Welt. Ohne sie mag sich ein beruhigtes Leben führen lassen, die Kunst kommt ohne sie zu kurz.

ABB. SEITE 47 Hausners ›Familienbild‹ von 1985 markiert, was wir auf der Bühne als retardierendes Moment bezeichnen. Noch einmal scheint augenblickslang alles offen, jeder Ausgang möglich. Doch dieser Augenblick ist rasch vorbei, der Einbruch des Unbewußten abgewehrt, der Triumph des Adam-Bewußtsein vollkommen. Was an Unbewußtem im Maler war, ist erschöpft, entschärft, verstanden, eingeordnet. Da bleibt nichts mehr, was ihn beunruhigt.

Und doch. Das alte Adam-Bewußtsein ist nicht Hausners letztes Wort. Da ist etwas in ihm, das ihn drängt, die Adam-Maske abzulegen und sich der Wirklichkeit unmittelbar zu stellen, sie unverstellt ins Auge zu fassen. Noch einmal setzt Hausner neu an. Das Ich des Künstlers muß nicht mehr in einer Welt der Zeichen und Symbole agieren, sich nicht mehr bloß als Chiffre in Chiffren spiegeln, sich nicht mehr nur als Metapher unter Metaphern bewegen. Selbst alt geworden, bedarf Hausner der Adam-Maske nicht mehr. Am Ende seines Weges kann er wieder »Ich« sagen. Nicht mehr »Ich bin Es«, sondern »Ich bin Ich«.

In der Literatur unseres Jahrhunderts kennen wir einen vergleichbaren Vorgang. In dem eine Entstehungszeit von rund 45 Jahren umfassenden Werk der *Cantos* hat der amerikanische Dichter Ezra Pound seine Erkundungsfahrt durch die verschiedensten Kulturen und Epochen der Menschheit in der Maske des Odysseus angetreten, und er war auf seiner Suche nach einem *paradiso terrestre* in die unterschiedlichsten Masken geschlüpft. Nach vielerlei Irrtümern und Irrwegen findet er sich, ein Schiffbrüchiger der Geschichte, im Straflager von Pisa wieder – und tritt in den Pisan Cantos zum ersten Mal ohne Maske vor seine Leser, Ezra Pound, ein Gescheiterter, der nach den Gründen seines Scheiterns fragt.

In den späten Selbstbildnissen Rudolf Hausners spüre ich die gleiche Kraft eines alten Mannes, auf alle Masken zu verzichten und sich erbarmungslos selbst zu befragen. Es ist gewiß kein Zufall, daß die drei letzten Selbstbildnisse ohne Maske – ›Ich‹ von 1981, auf dem dieses Ich fünfmal, vom Profil rechts über die Aussicht en face zum Profil links gewendet, wie in einer Serie von Polizeifotos aus einem Verbrecheralbum erscheint, ›Unter der Lampe‹, 1982, ein gnadenloses Verhör in hellstem Lampenlicht, Psychoanalyse als Folter inszeniert, und ›Vor dem großen Tor‹ von 1992 – es ist sicher nicht Zufall, daß diese drei Bilder zu den größten Formaten gehören, die Rudolf Hausner gemalt hat. Die äußere Dimension unterstreicht nachdrücklich die Bedeutung, die er diesen Bildern beimaß.

ABB. SEITE 52

ABB. SEITE 80-81

Rudolf Hausner hat die Reihe seiner von Leonardos Abendmahl inspirierten Gemälde ›Adam, der ungeliebte Sohn‹ eine *Allégorie réelle* genannt. Mit noch größerem Recht darf die Bezeichnung Allégorie réelle für das Bild ›Vor dem großen Tor‹ in Anspruch genommen werden, das Hauptwerk seiner letzten Schaffensperiode, knapp drei Jahre vor seinem Tod vollendet.

Das Gemälde ›Vor dem großen Tor‹ ist so etwas wie das Testament des Rudolf Hausner. Er selbst, das Haar weiß und schütter geworden, das Gesicht von Falten und Kerben gezeichnet, steht am Eingang eines dunklen Schachts, der in ungewisse Tiefe, in undurchdringliche Dunkelheit führt, und hat sich uns noch einmal zugewendet.

Ist es eine Grube, ist es ein Gang? Wir wissen es nicht. Wie leicht kippen die Perspektiven bei Hausner um, wie leicht können wir uns täuschen. Es könnte am Fuße einer Pyramide sein, einer Grabstätte, geschaffen, die Jahrtausende zu überdauern. Aber das scheint schon eine Überinterpretation, und gerade eine solche sollten wir hier vermeiden. Die Bedeutung des Bildes liegt in seiner Zurücknahme all dessen, was in einem äußerlichen Sinn bedeutungsvoll zu nennen wäre. Umso stärker ist die Wirkung der kleinsten Details.

Dieser Mann »vor dem großen Tor« erwartet nichts mehr, und er spielt uns nichts mehr vor. Er hat viel erfahren, aber er wird nichts mehr sagen, außer diesem einen Satz: so ist es. Von Selbstmitleid ist er ganz frei. Er ist bereit wegzugehen. Nichts wird ihn halten können. So intensiv wir ihn anschauen, sein Bild wird schwinden, wie alle Bilder schwinden. Was von ihm bleiben wird kann nur eine spätere Zeit erweisen.

Adams rationale Kulisse, 1969
Tempera, Harzölfarbe
29 x 67 cm
Privatbesitz Offenbach

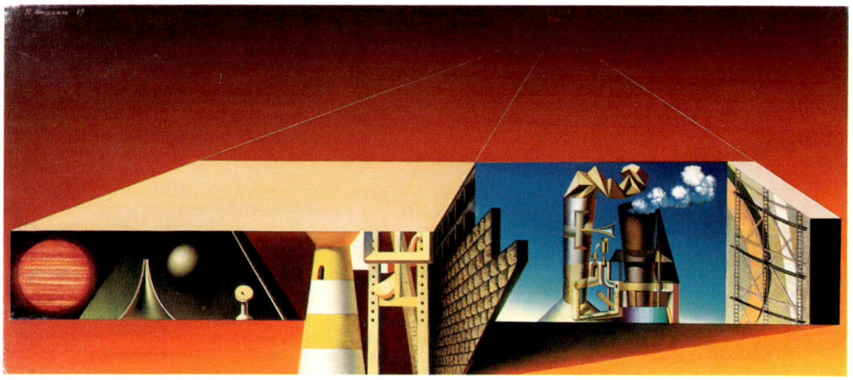

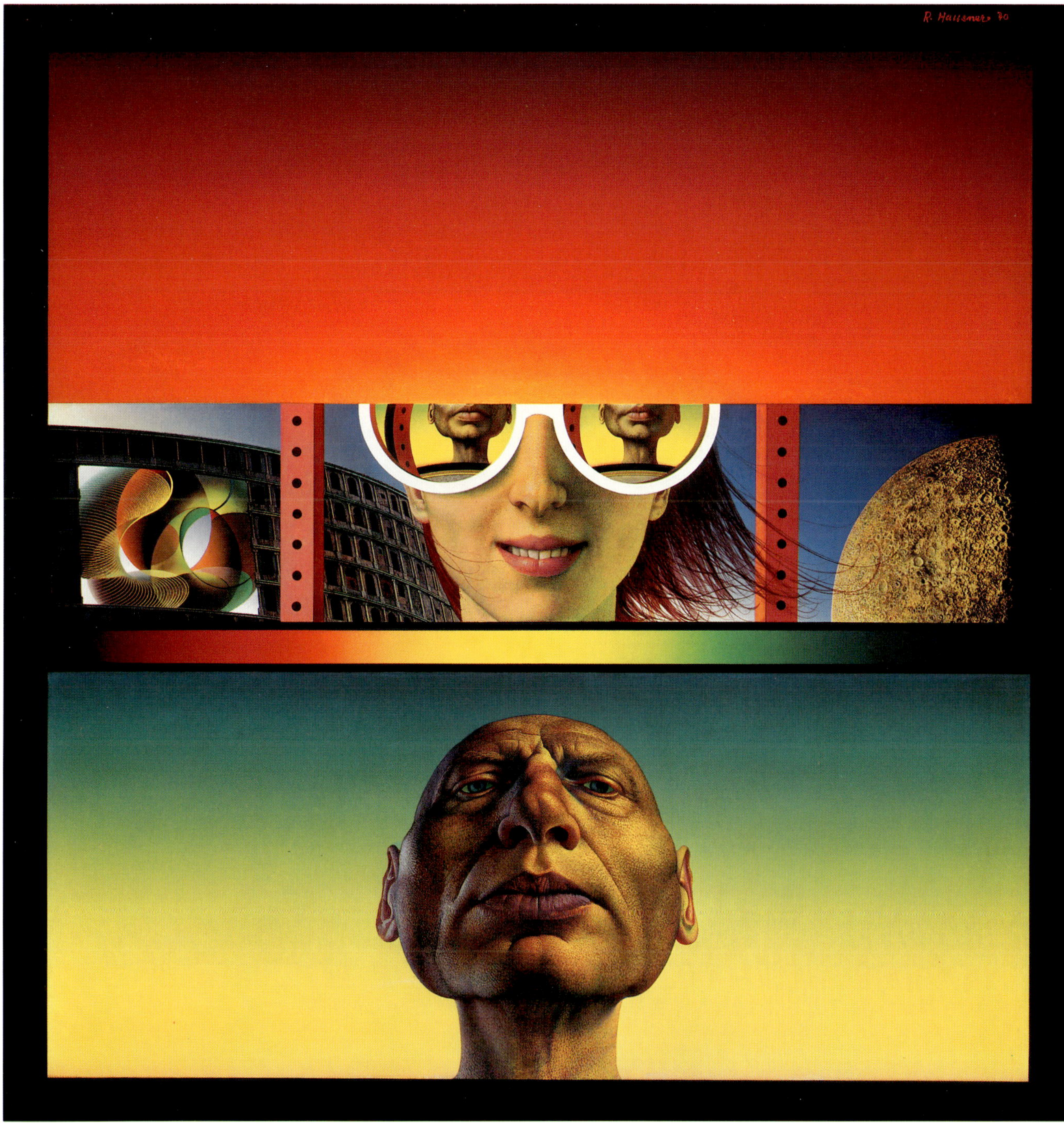

Adam vis à vis, 1970
Novopanplatte, Tempera,
Acryl, Harzölfarben
85 x 85 cm
Österreichische Galerie Wien

Bei Sonnenaufgang, 1974
Tempera-, Acryl- undHarzöllasuren
auf Hartfaser, mit Papier beklebt
103 x 128 cm
Sammlung Ulla und
Heiner Pietzsch, Berlin

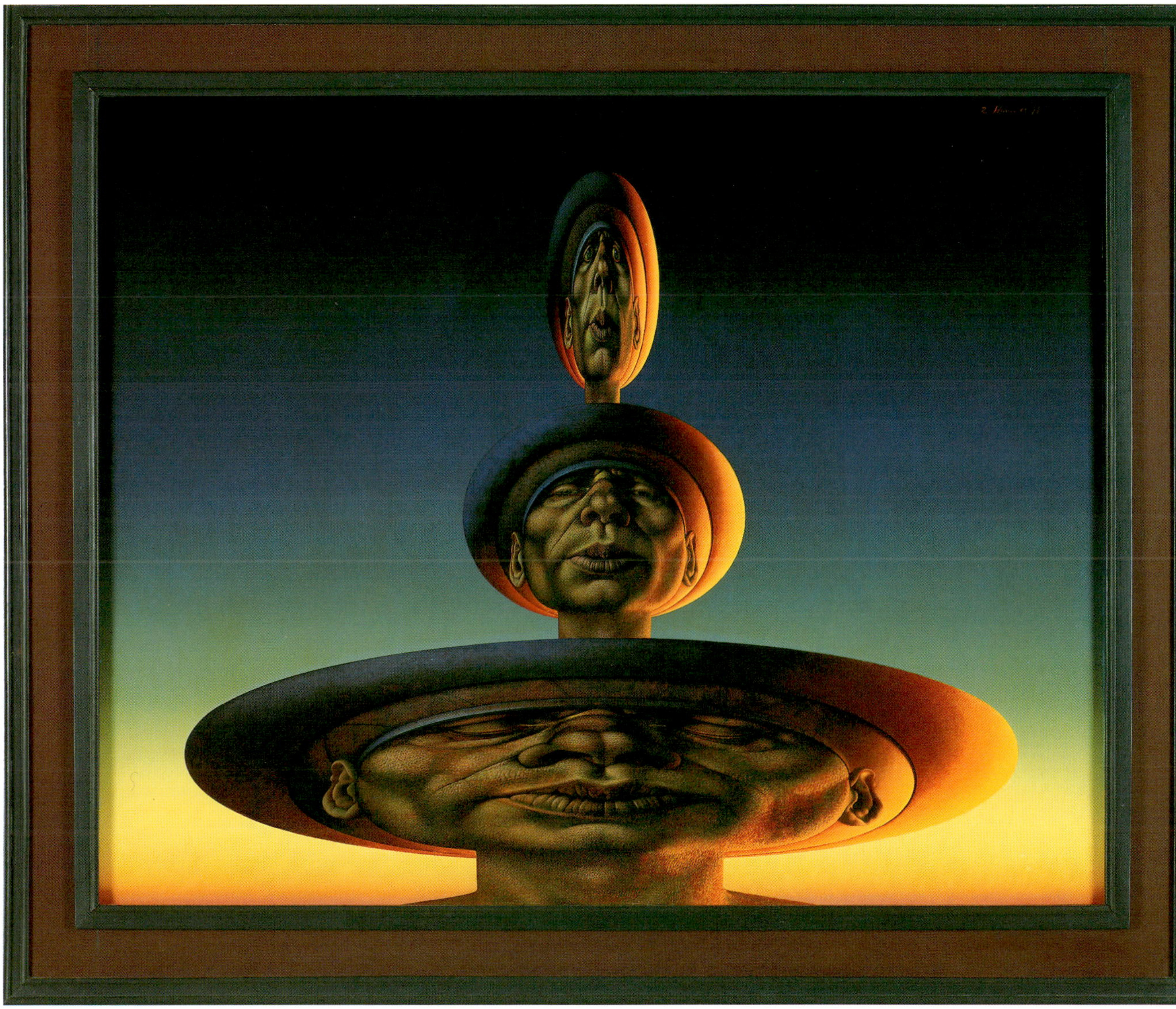

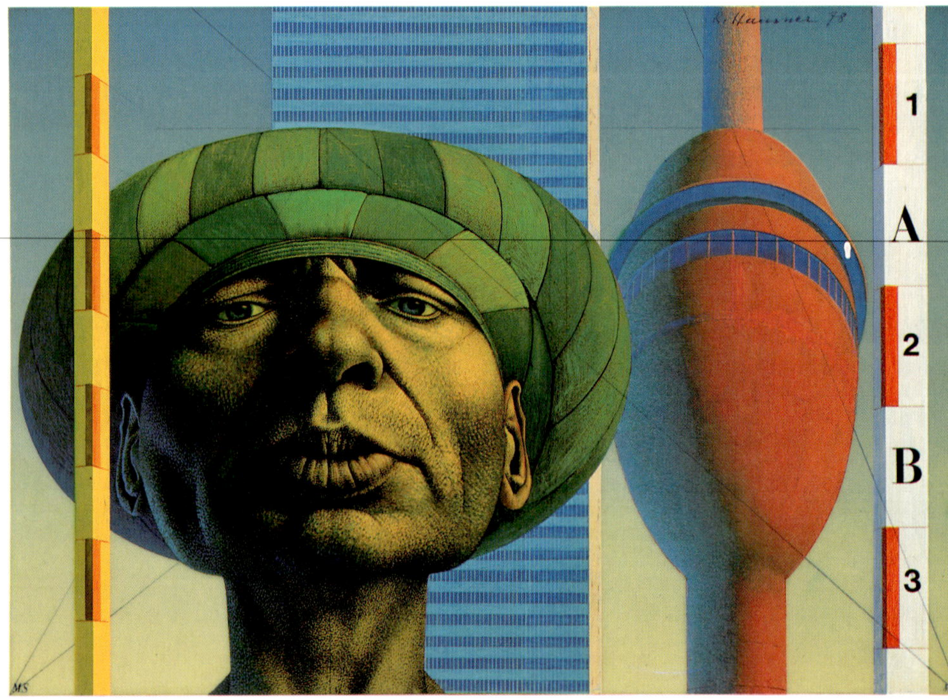

Adam ist das Maß, 1978
Novopanplatte mit Papier beklebt,
Acryl, Harzölfarben
32,7 x 46 auf 55 x 67 cm
Privatbesitz Wien

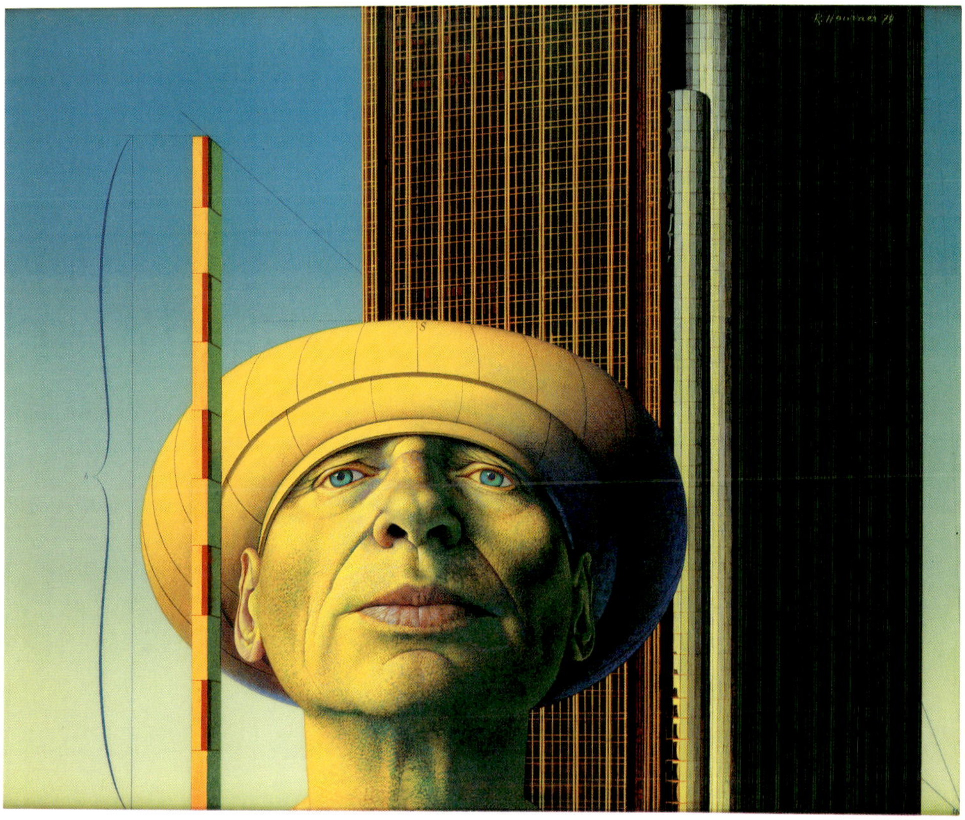

Adam Baumeister, 1979
Novopanplatte mit Papier beklebt,
Acryl, Harzöllasuren
42 x 51 auf 61 x 70 cm
Privatbesitz

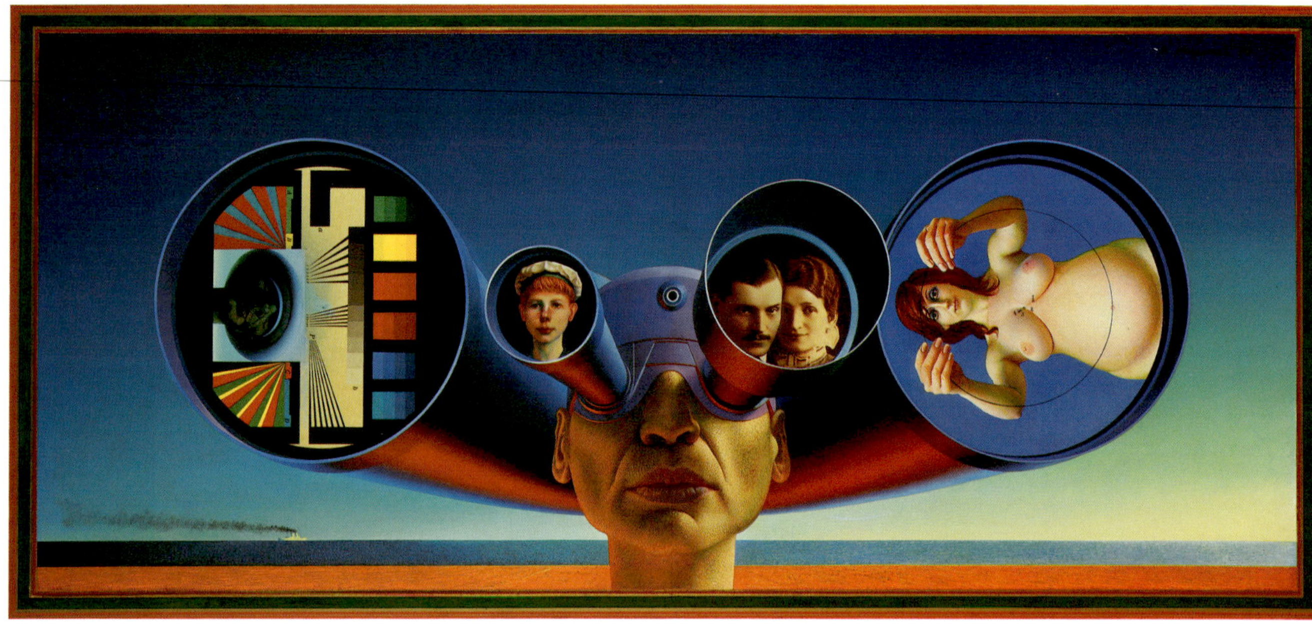

Adam objektiv, 1976
Novopanplatte mit Papier beklebt,
Acryl, Harzölfarben
47 x 65 cm
Leihgabe Rudolf Hausner Erben

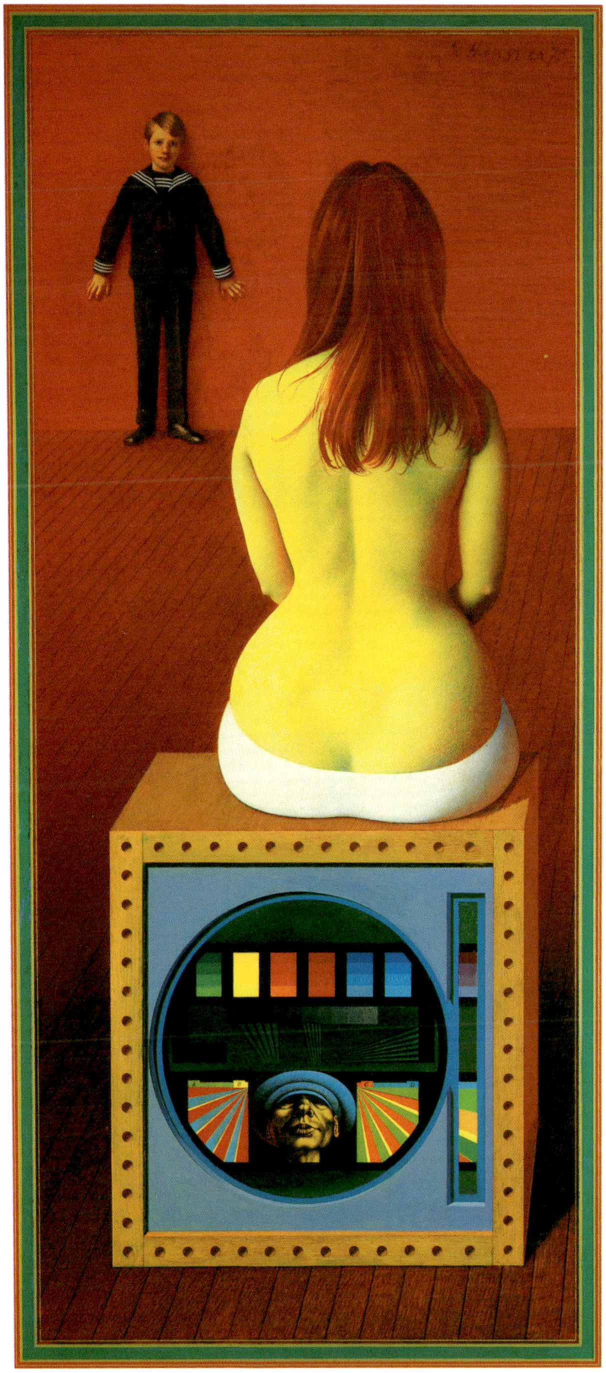

Erwartung, 1979
Novopanplatte mit Papier beklebt,
Acrylfarben, Harzölfarben
85 x 47 cm
Leihgabe Rudolf Hausner Erben

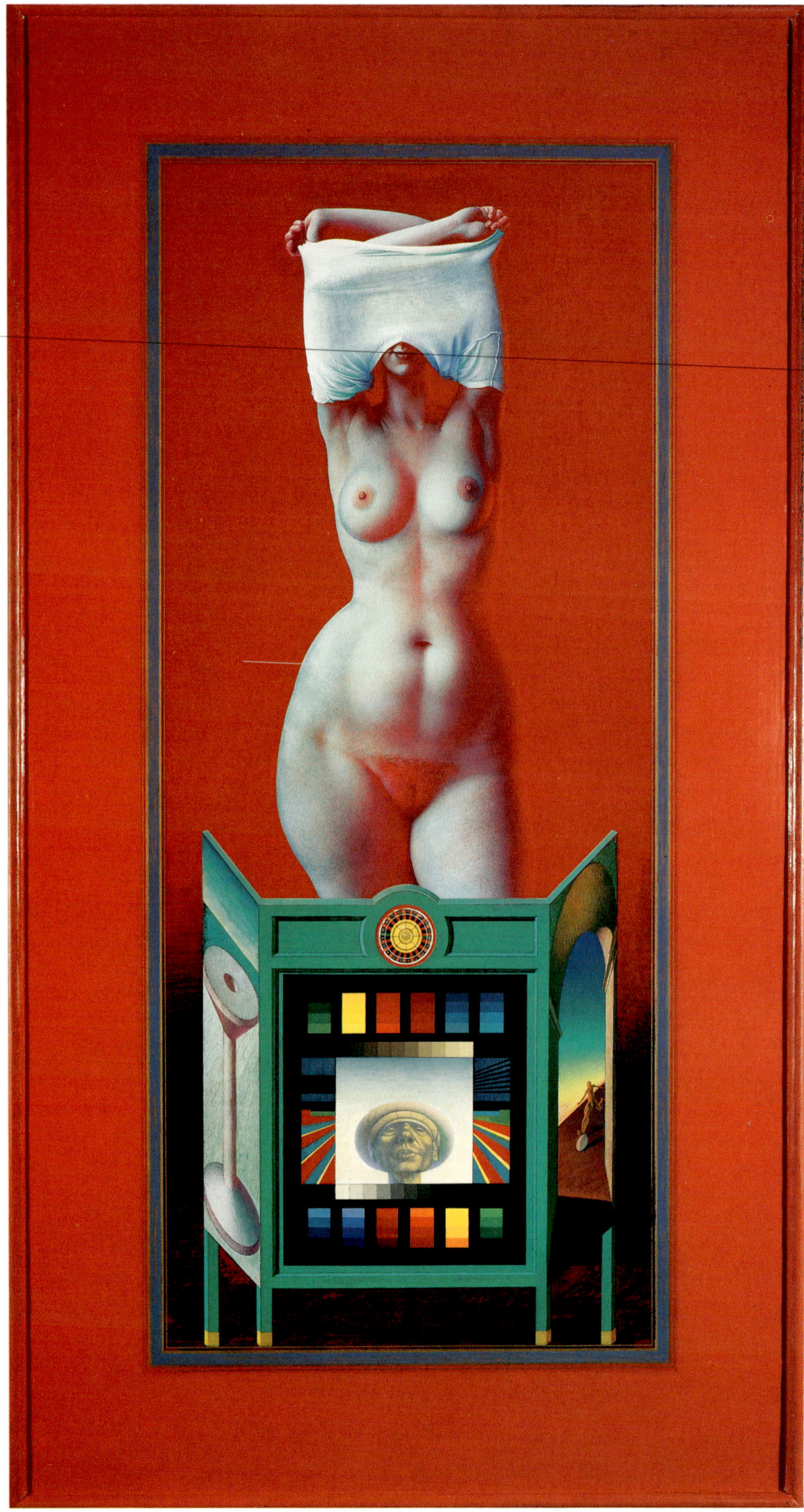

Evas Paravent, 1976
Novopanplatte mit Papier beklebt,
Acryl, Harzölfarben
85 x 47 cm
Leihgabe Rudolf Hausner Erben

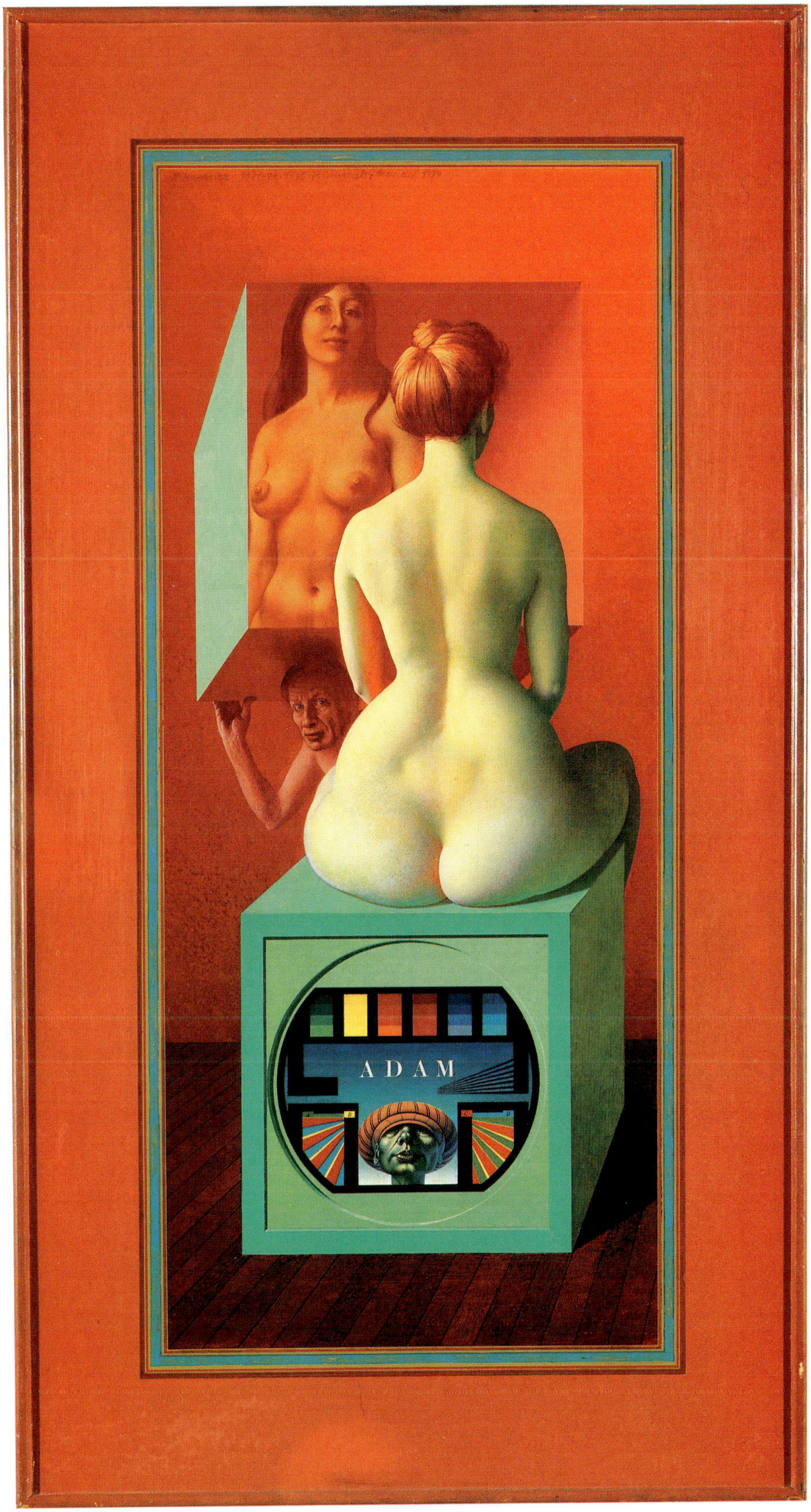

Eine süße Last, 1979
Novopanplatte mit Papier beklebt,
Acryl, Harzölfarben
85 x 47 cm
Leihgabe Rudolf Hausner Erben

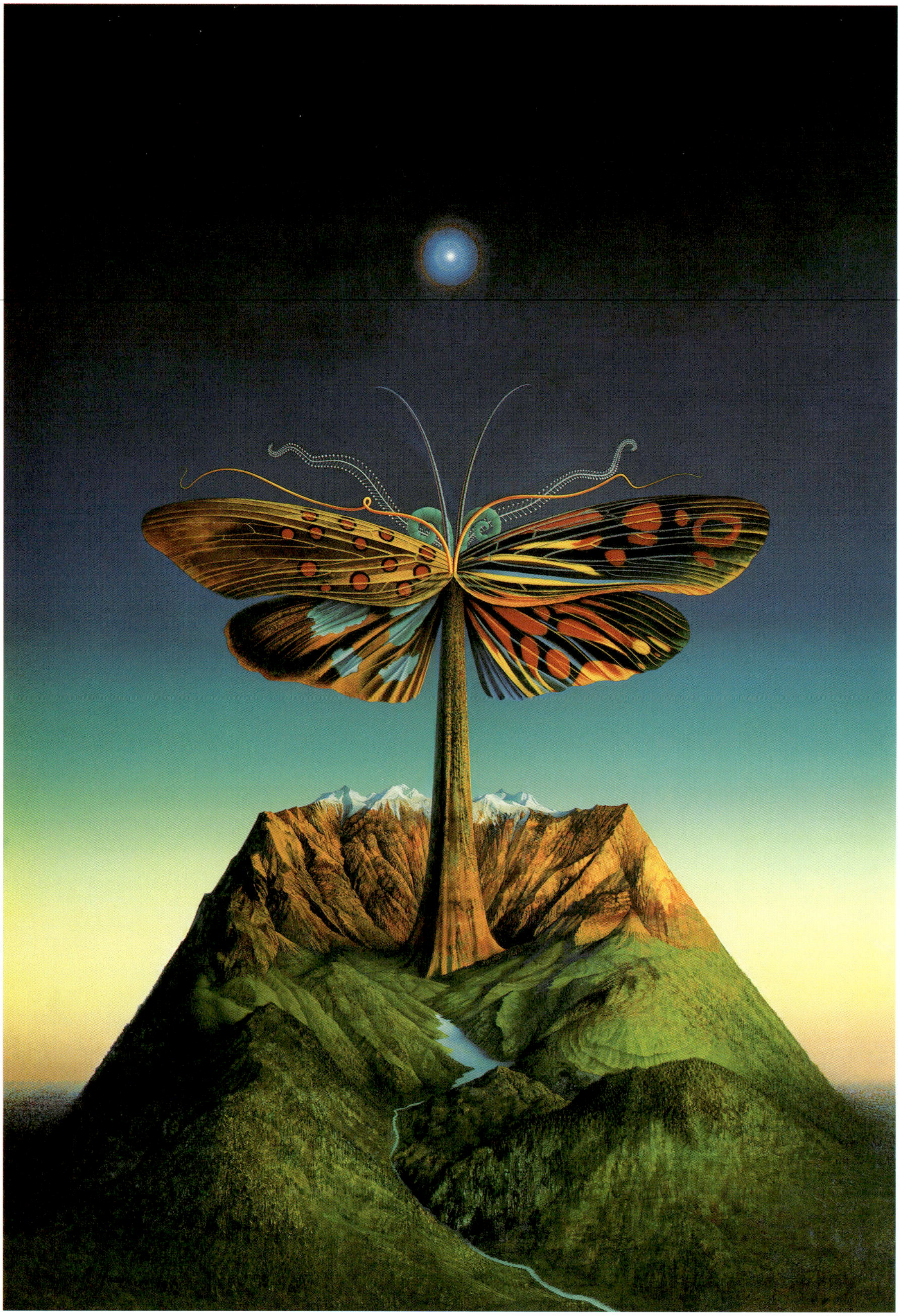

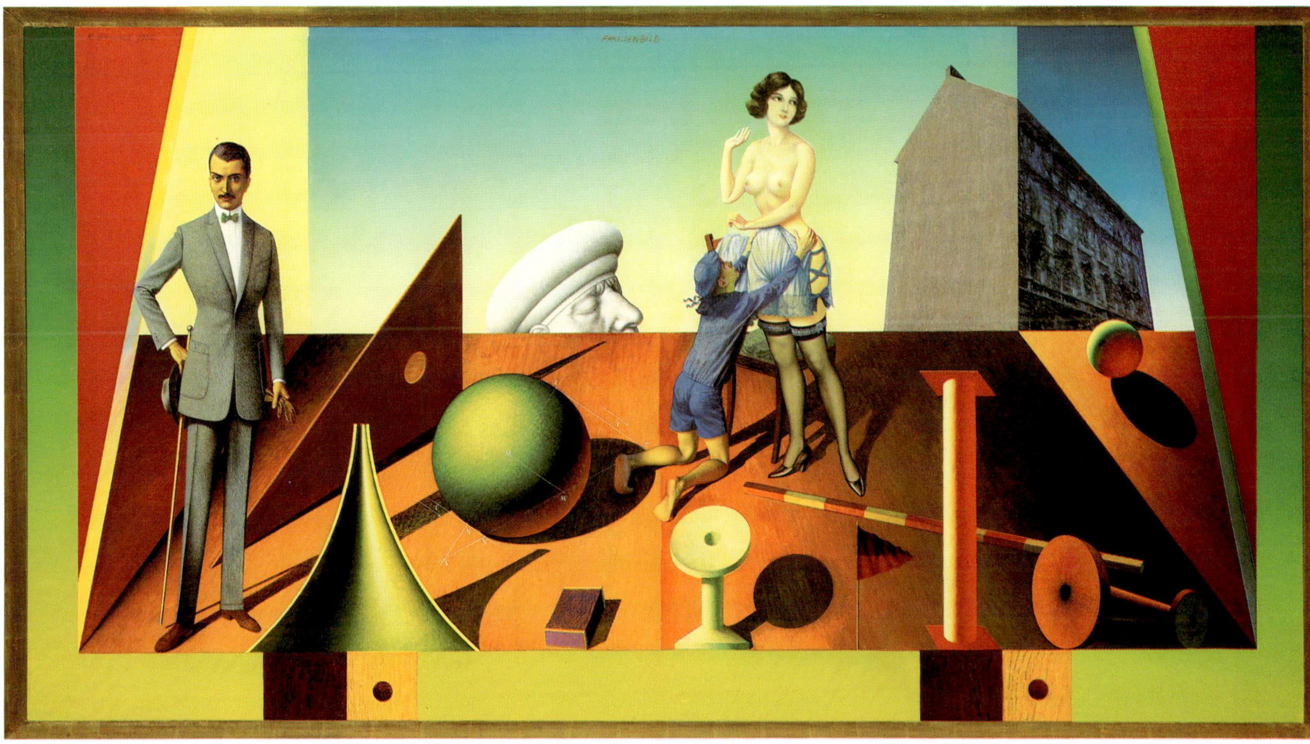

Familienbild, 1985
Novopanplatte mit Papier beklebt,
Acrylfarben, Harzöllasuren
116 x 190 cm
Leihgabe aus Privatbesitz

Glückliche Landschaft, 1982
Novopanplatte mit Papier beklebt,
Acryl, Harzöllasuren
140 x 106 cm
Privatbesitz Stuttgart

Adamorphose I, 1977
Novopanplatte mit Papier beklebt,
Acrylfarben, Harzöllasuren
202 x 150 cm
Leihgabe Rudolf Hausner Erben

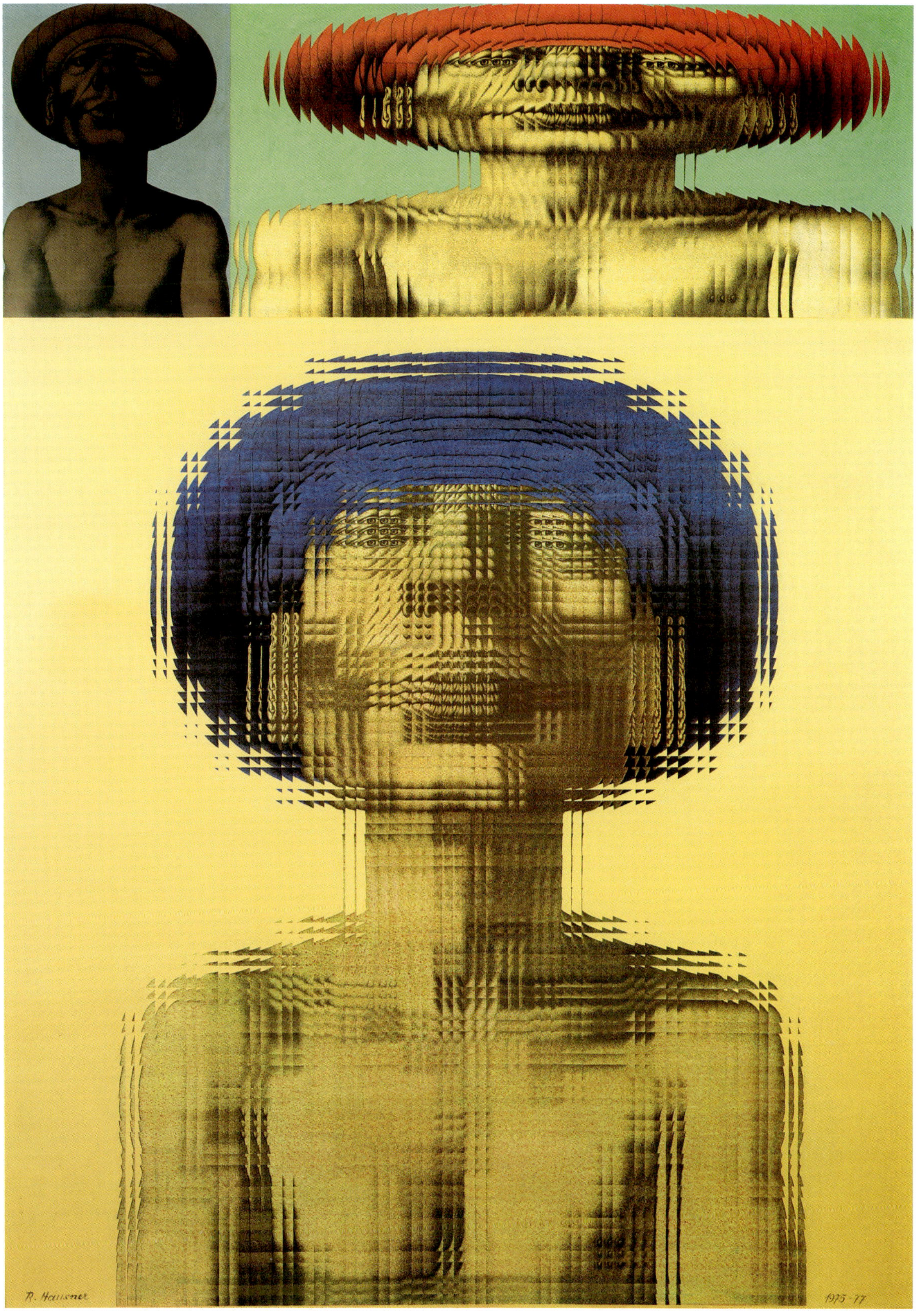
R. Hausner
1975-77

Adamorphose II, 1982
Novopanplatte mit Papier beklebt,
Acrylfarben, Harzöllasuren
201 x 151,5 cm
Leihgabe Rudolf Hausner Erben

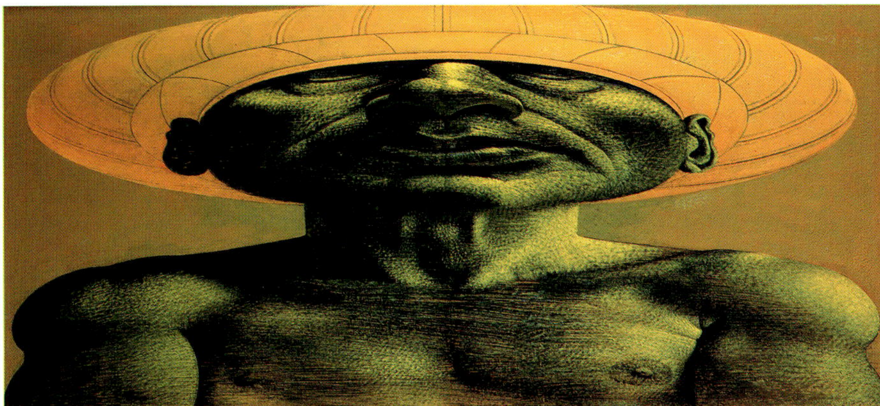

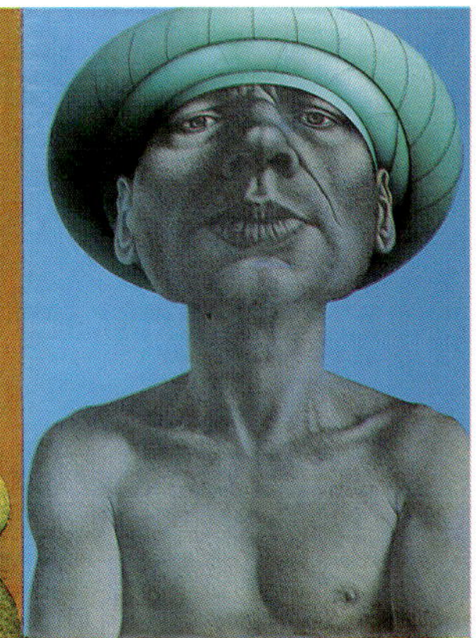

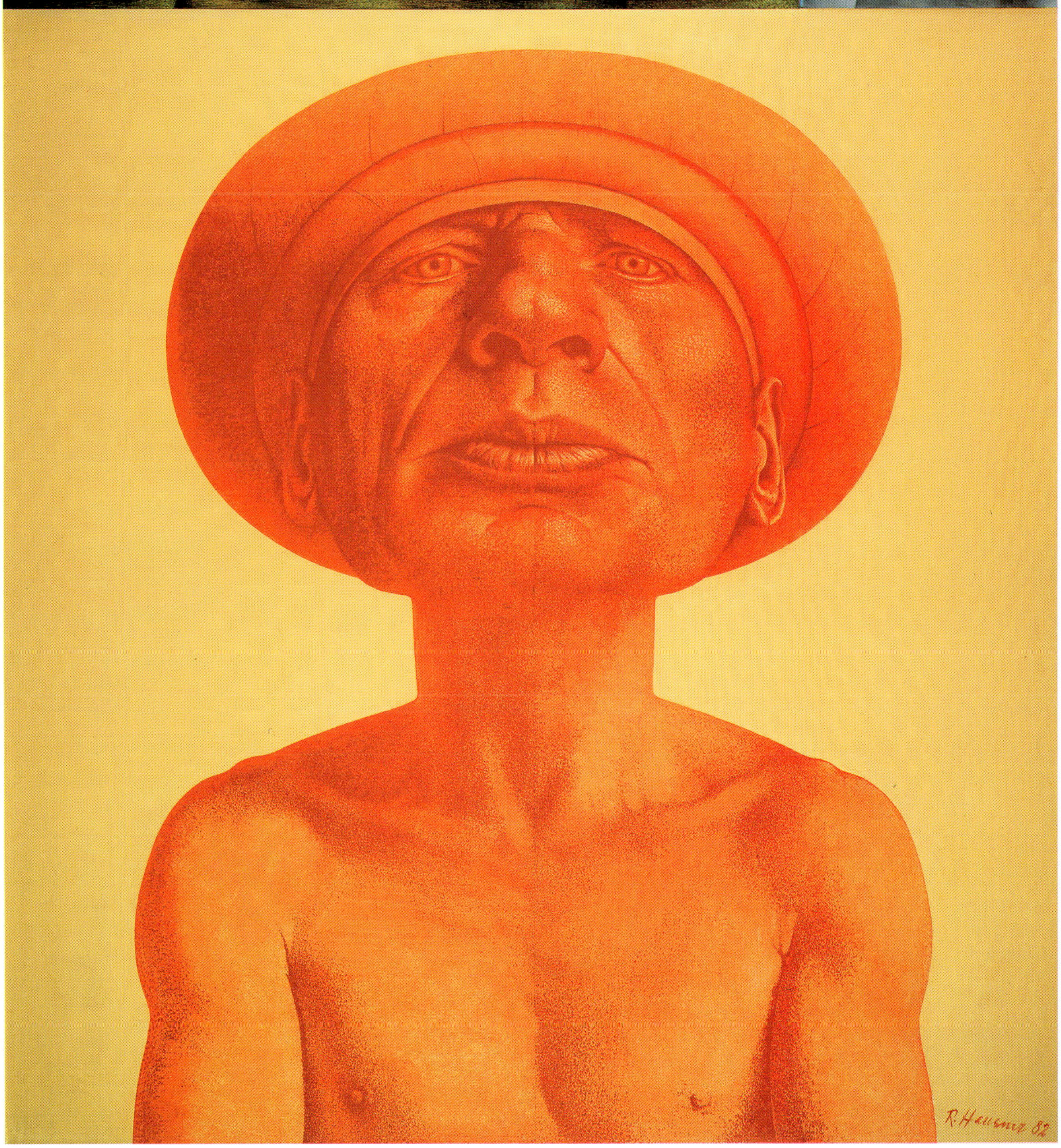
R. Hausner 82

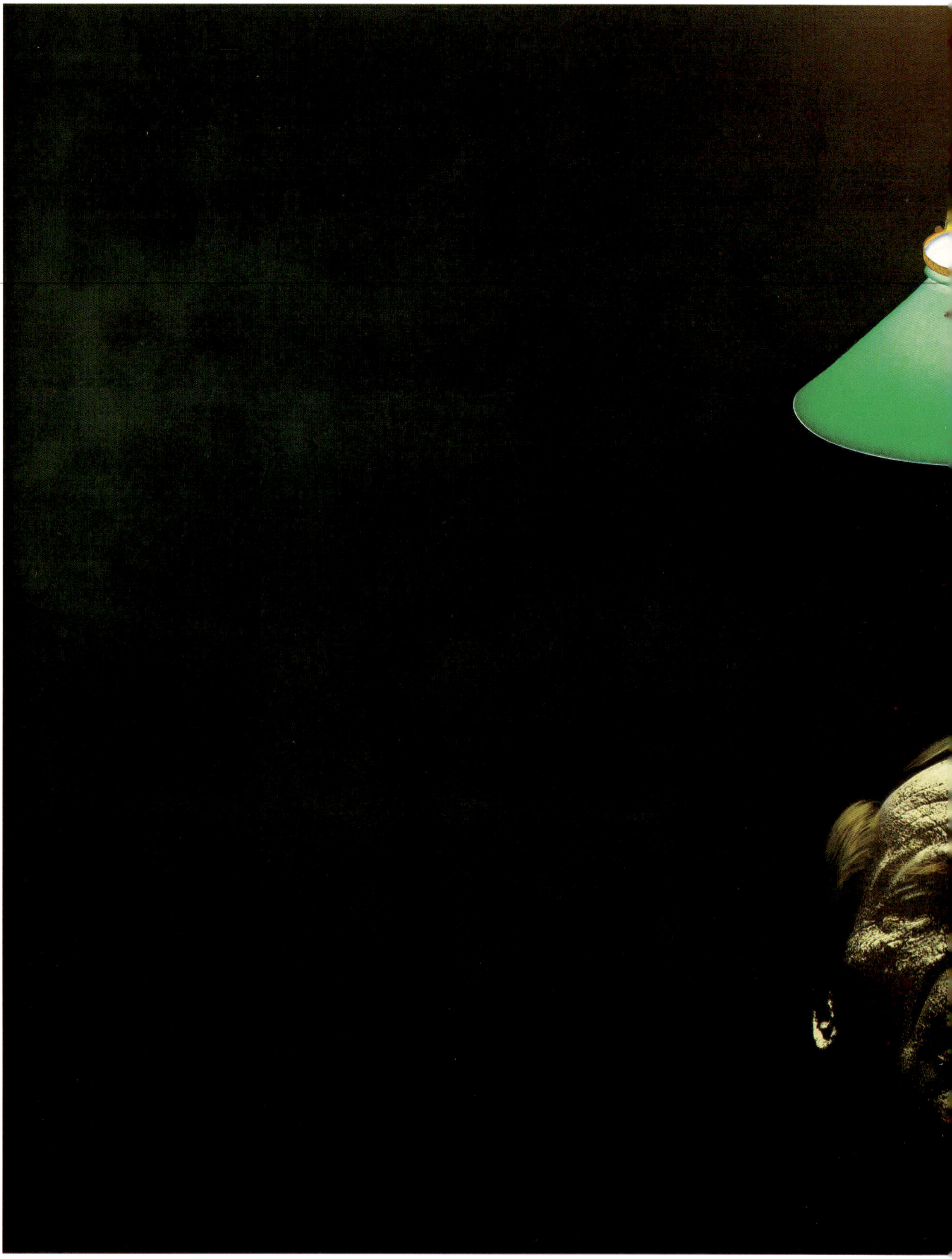

Unter der Lampe, 1982. Hartfaserplatte auf Blindrahmen, Dispersionsgrund, Acryl, Harzöllasuren. 172,5 x 26

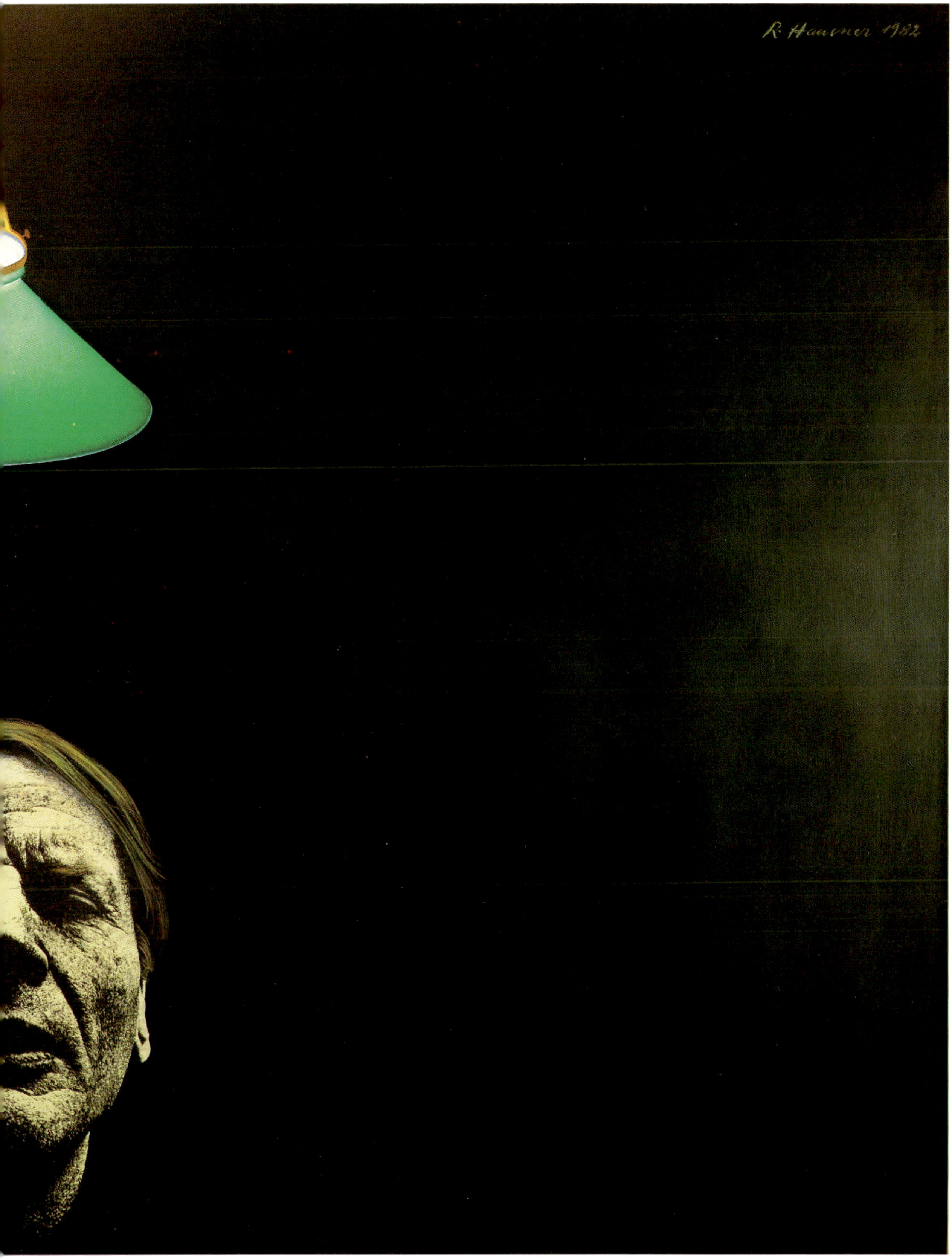

Leihgabe der WIENER STÄDTISCHEN Versicherung Aktiengesellschaft

Erinnerung, 1987
Novopanplatte mit Papier beklebt,
Acrylfarben, Harzöllasuren
52,5 x 73 cm
Leihgabe der Bank für Arbeit und
Wirtschaft, Wien

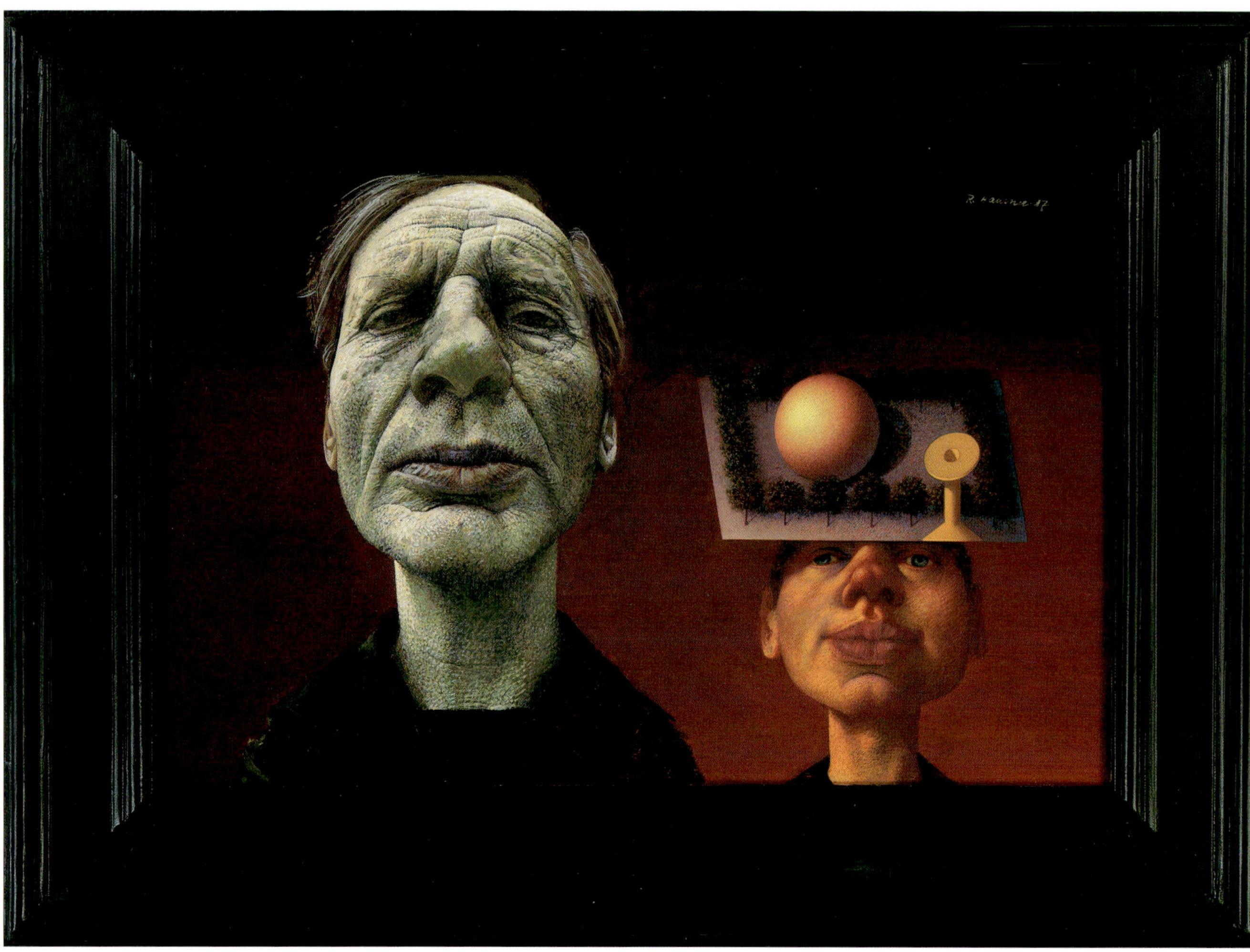

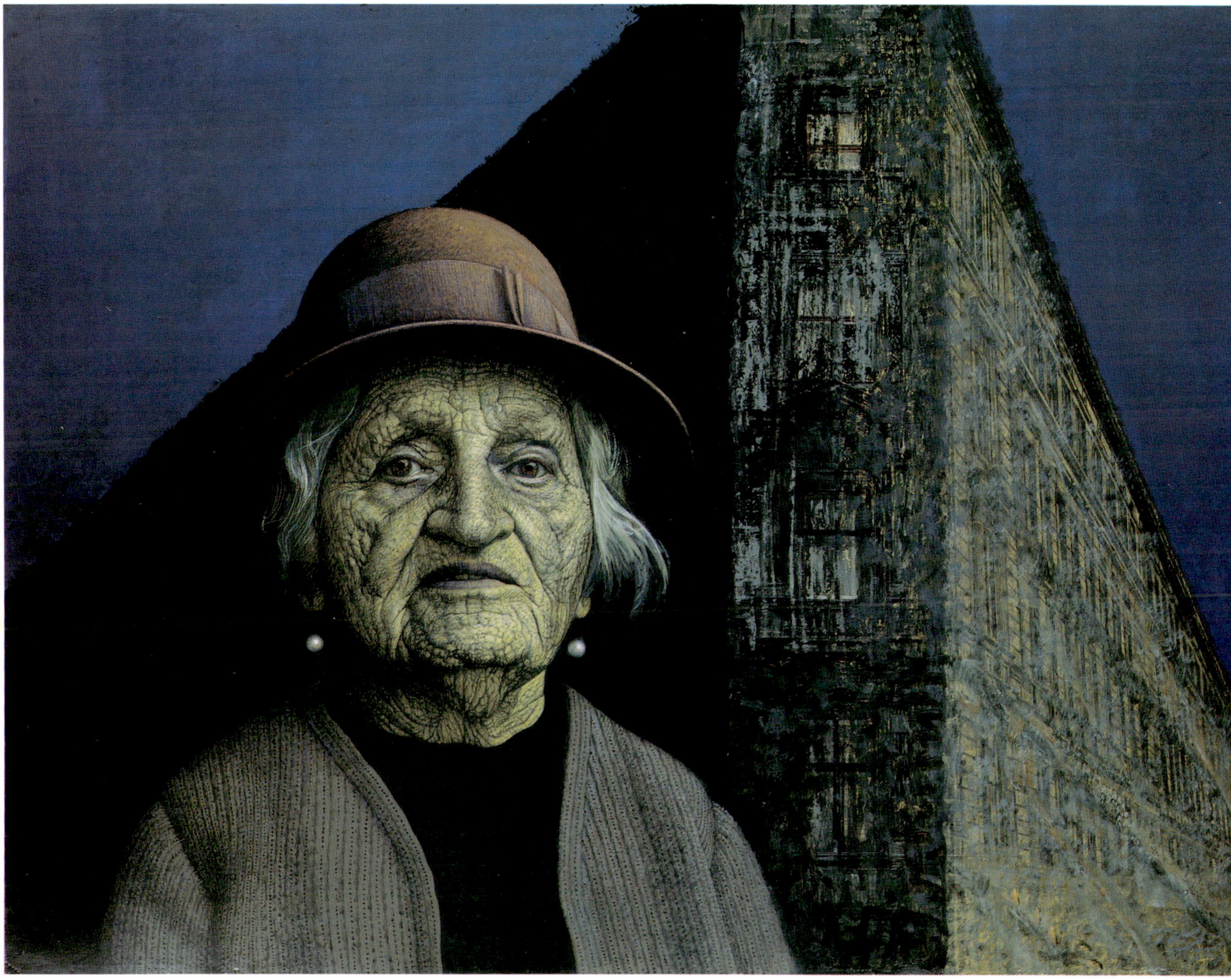

Meine Mutter, 1989
Novopanplatte mit Papier beklebt,
Acryl, Harzöllasuren
87 x 106 cm
Leihgabe Rudolf Hausner Erben

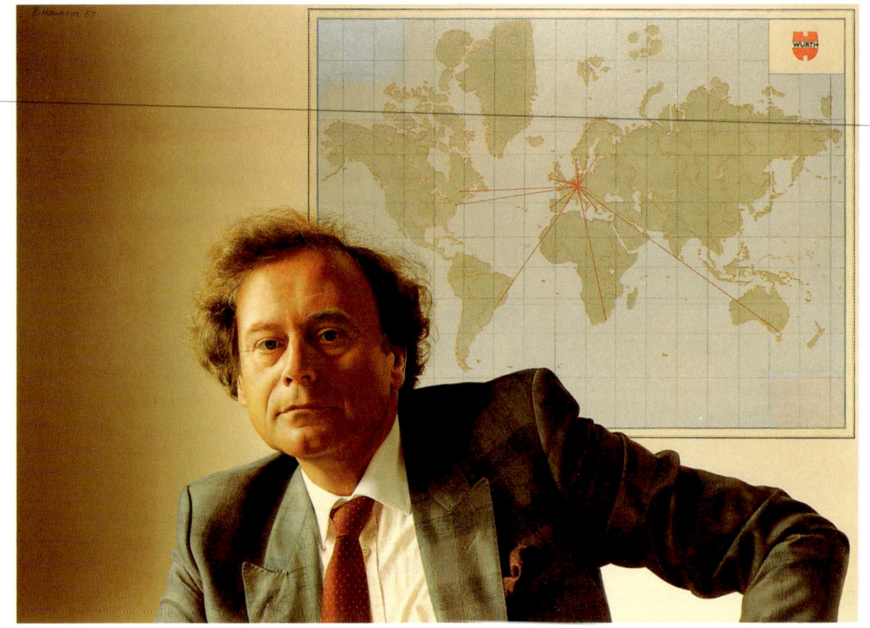

Der Kaufmann R.W., 1987
Öl auf Leinwand
44 x 64 cm
Sammlung Würth, Künzelsau
Inv. 1046

Reinhold Würth

MEINE BEGEGNUNG MIT RUDOLF HAUSNER

DAS WERK Rudolf Hausners als einem der wichtigsten, wenn nicht überhaupt des wichtigsten Vertreters der Wiener Schule des Phantastischen Realismus, war mir seit Jahrzehnten bekannt.

Mitte der 80er Jahre wurde ich über den Offenbacher Galeristen Huber mit Hausner persönlich bekannt. Meine Frau und ich folgten der Einladung des Künstlers zu einem Besuch an seinem Wohnsitz am Rand des Wiener Walds, wo sich auch das Atelier von Hausner befand:

Schon die Auffahrt zu dem hochherrschaftlichen, in einem Wald liegenden Anwesen drückt ›Erfolg‹ aus. Die Wucht der äußeren und inneren Klassizistik des Hauses tritt schnell hinter die forschenden, lebendigen, ein wenig zusammengekniffenen Augen Rudolf Hausners zurück. Diese Augen beherrschen das zerfurchte Gesicht des greisen Künstlers. Ernst und auch ein ganz kleiner Schalk sind diesen Augen nicht fremd.

Schnell entwickelt sich eine angenehme Unterhaltung über die Kunst ganz allgemein, über Wiener und europäische Malerkollegen. Die charmante und attraktive Anne Hausner serviert Kaffee und anschließend gehts durch ein Wäldchen zum Atelier.

Meine Überraschung ist perfekt: Akribische Sauberkeit, große Fensterflächen öffnen den Blick zu den Bergen des Wiener Walds. Die Präzision des Ateliers wirkt fast steril, wird aber verständlich über die Arbeit des Meisters.

Die altmeisterliche Malkunst Rudolf Hausners in ihrer feinen Perfektion verlangt vom Künstler auch im räumlichen Umfeld genau dieselbe. Das nahezu fertige und vor der Ablieferung stehende Portrait des Vorsitzenden der Wiener Anwaltskammer, ein Charakterkopf, vor dicken Folianten einer Bibliothekswand dargestellt, ist Blickfang im Atelier.

Nach dieser eher tastenden und wägenden ersten Begegnung mit Rudolf Hausner schlossen sich viele weitere auch bei mir in Hermersberg oder am Rande einer Konferenz in Budapest an. Immer wieder kreuzten sich unsere Wege, zuletzt sah ich Rudolf Hausner

am Samstag, 10. Dezember 1994, im Historischen Museum der Stadt Wien. Als letzter Höhepunkt seines langen Künstlerlebens wurde hier eine umfassende Retrospektive des Gesamtwerks von Rudolf Hausner gezeigt. Wie immer war die persönliche Führung durch den Künstler lebendig, von Eloquenz und Kosmopolie geprägt, diese Augen munter wie immer, die Rede kreisend um die großen Lebensthemen des kleinen Jungen im Matrosenanzug, die geistige Auseinandersetzung mit Sigmund Freud und der Wiener Psychologie und den tiefen Lebensfragen der Seele, versinnbildlicht in Hausners Anima.
Dieser Abschied in Wien war nie für immer gedacht!

Was fasziniert mich nun am Werk von Rudolf Hausner? Zunächst die Geradlinigkeit der künstlerischen Entwicklung. Trotz verschiedener Lebensperioden bleibt Hausner seit seinem Frühwerk einfach Hausner, der sich durch Moden und Kritik nicht beirren läßt.
Der Wiener phantastische Realismus wurde ja von der professionellen Kunstszene nie ganz ernstgenommen, man sprach über ›Wiener Schmäh‹, über Süßholz und absoluter Nebensache in der Kunstgeschichte Österreichs nach dem Zweiten Weltkrieg.
Zum anderen beeindruckte mich natürlich der geradezu fanatische Perfektionismus Rudolf Hausners: Ob Landschaftsbilder oder Portraits, ob luftige Holzkonstruktionen im Rahmen seiner Anima-Thematik. Auch bei intensivem Suchen kann ich keinen einzigen Fehler in der Schattenbildung entdecken. Jeder Ziegelstein, jedes Blatt, jeder Mundwinkel, ja selbst das Barthaar dargestellt in absolutem Fotorealismus. Vielleicht ruft gerade dieses meisterliche Können den Neid des einen oder anderen Künstlerkollegen hervor: Wo Hausner für die Fertigstellung eines Bildes oft drei oder vier Jahre brauchte, kann manch anderer Künstler ein Bild auf sechs Quadratmeter Leinwand in 24 Stunden herstellen.
Diese Unterschiede im Zeitverbrauch machten Rudolf Hausner für Galeristen und Kunstmarkt nicht zum potentiell umsatzstarken Kunstproduzenten, die Anzahl seiner Werke war einfach zu klein, um das Interesse des Kunstmarktes zu wecken.
Wie bekannt, habe ich mich in meiner Sammlertätigkeit kaum

fremd bestimmen lassen. Trotz mancher Empfehlung aus kunstprofessioneller Szene, das Werk Hausners nicht zu ernst zu nehmen, ließ ich mich nicht beirren, habe viele Werke des Künstlers angekauft und dies nie bereut.

Interessant ist, wie das Werk Hausners schon erfreulicherweise während der letzten Lebensjahre des Künstlers – und nach seinem Tod 1995 verstärkt – einer Neubewertung zugeführt wird. Die Kunst Rudolf Hausners wird die Zeit überdauern – Qualität läßt sich nun einmal nicht wegdiskutieren.

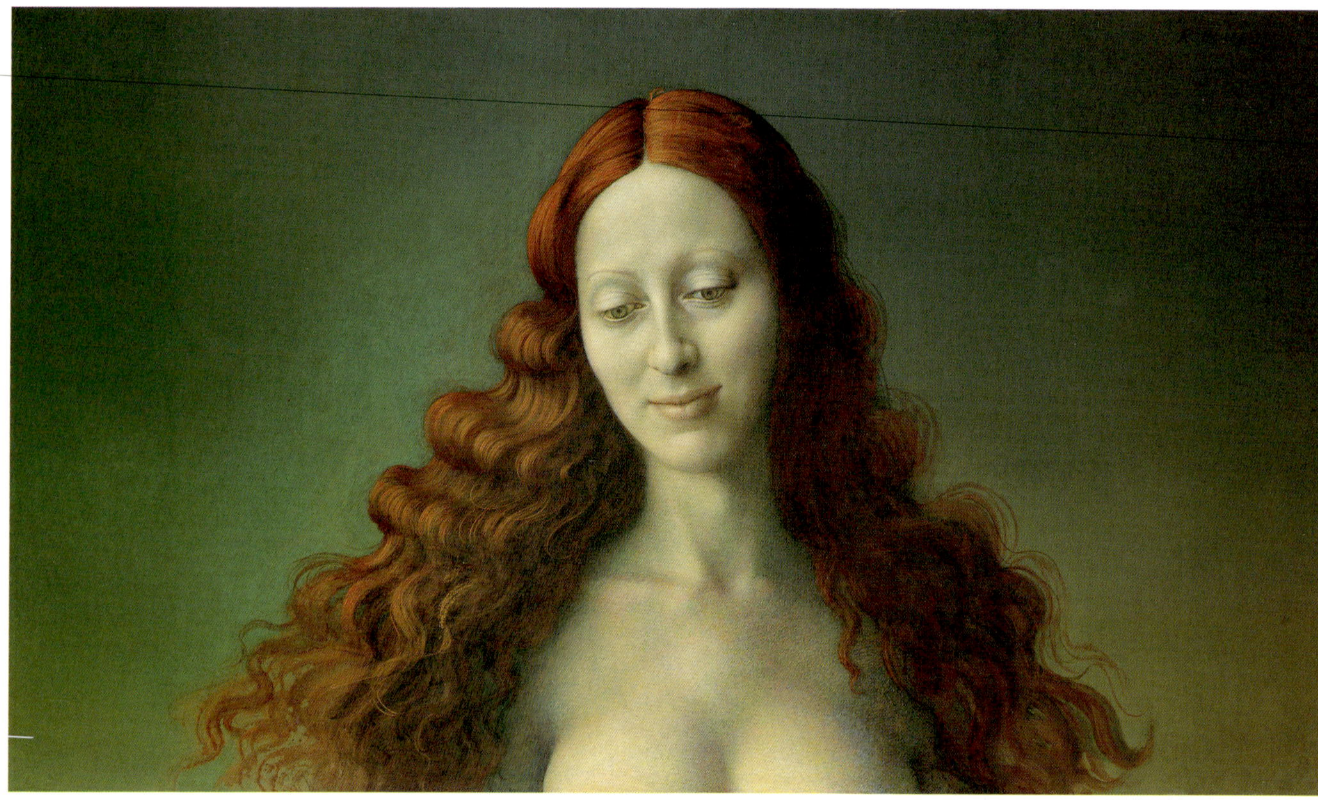

Anne, 1991
Tempera, Harzölfarbe auf Papier
auf Novopanplatte
72 x 110 cm
Leihgabe Rudolf Hausner Erben

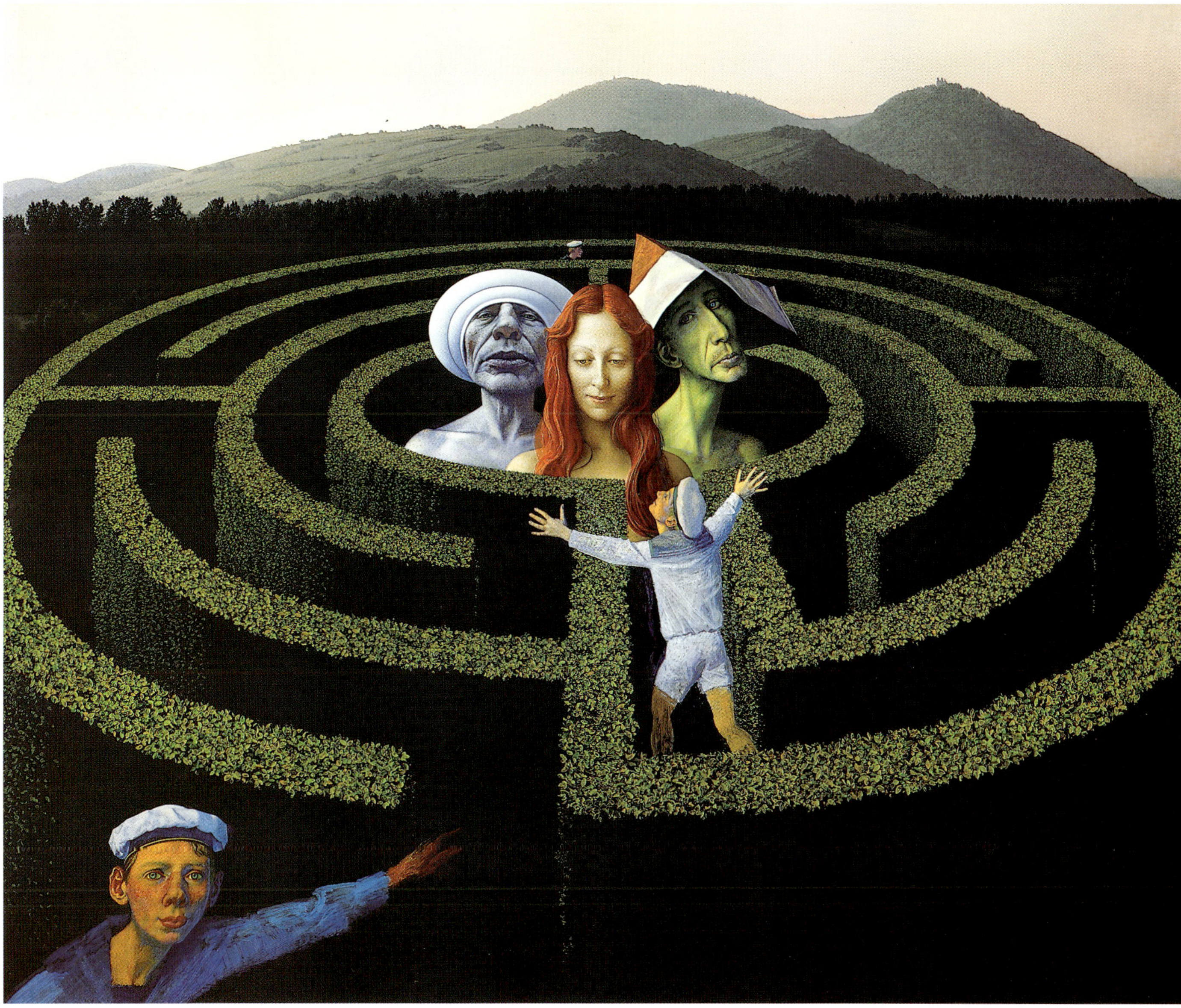

Das Labyrinth, 1987-91
Acryl- und Harzölfarben
auf Paneelplatte
255 x 305 cm
Sammlung Würth, Künzelsau
Inv. 1562

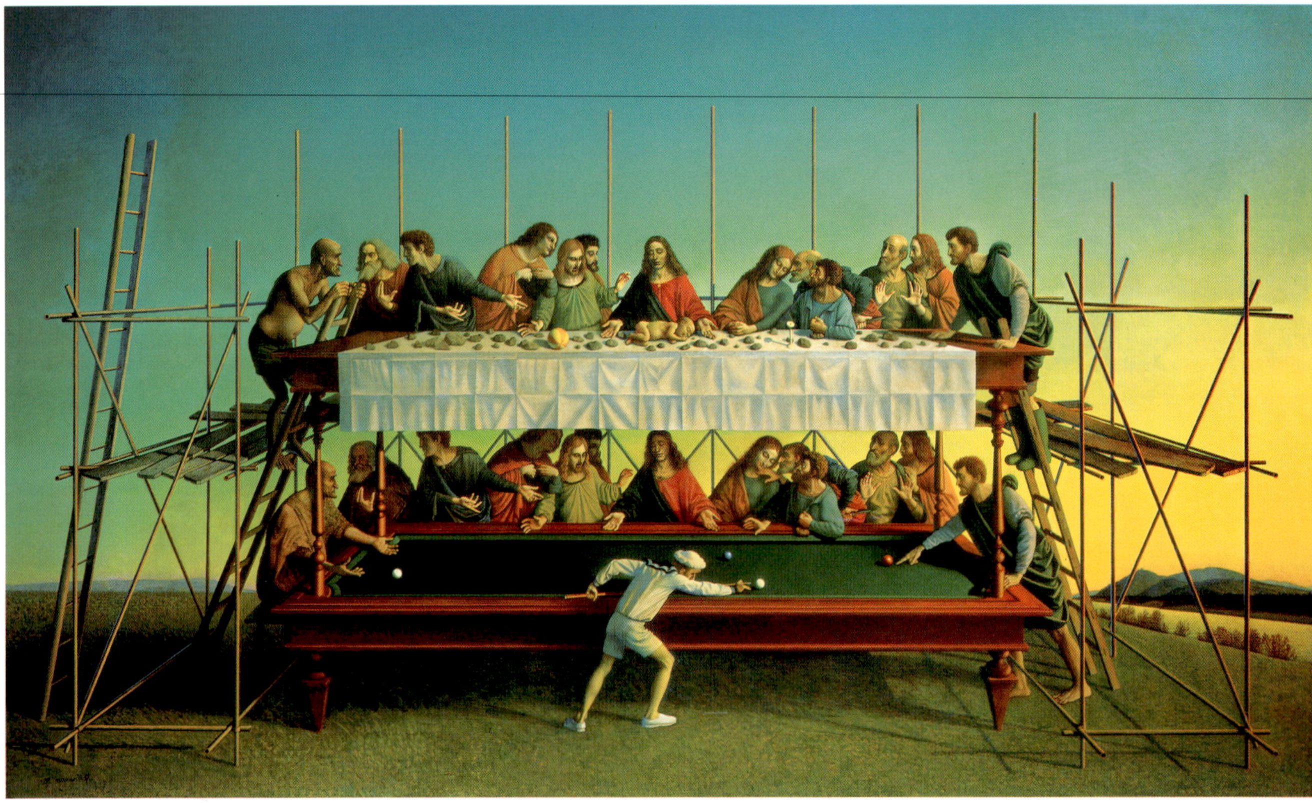

Adams Kinderbildnis, 1990
Novopanplatte mit Papier beklebt,
Acrylfarben, Harzöllasuren
104 x 160 cm
Leihgabe Rudolf Hausner Erben

Hommage à Leonardo,
1977/78 und 1982-85
Novopanplatte mit Papier beklebt,
Acryl, Harzöllasuren
220 x 182 cm
Sammlung Würth, Künzelsau
Inv. 700

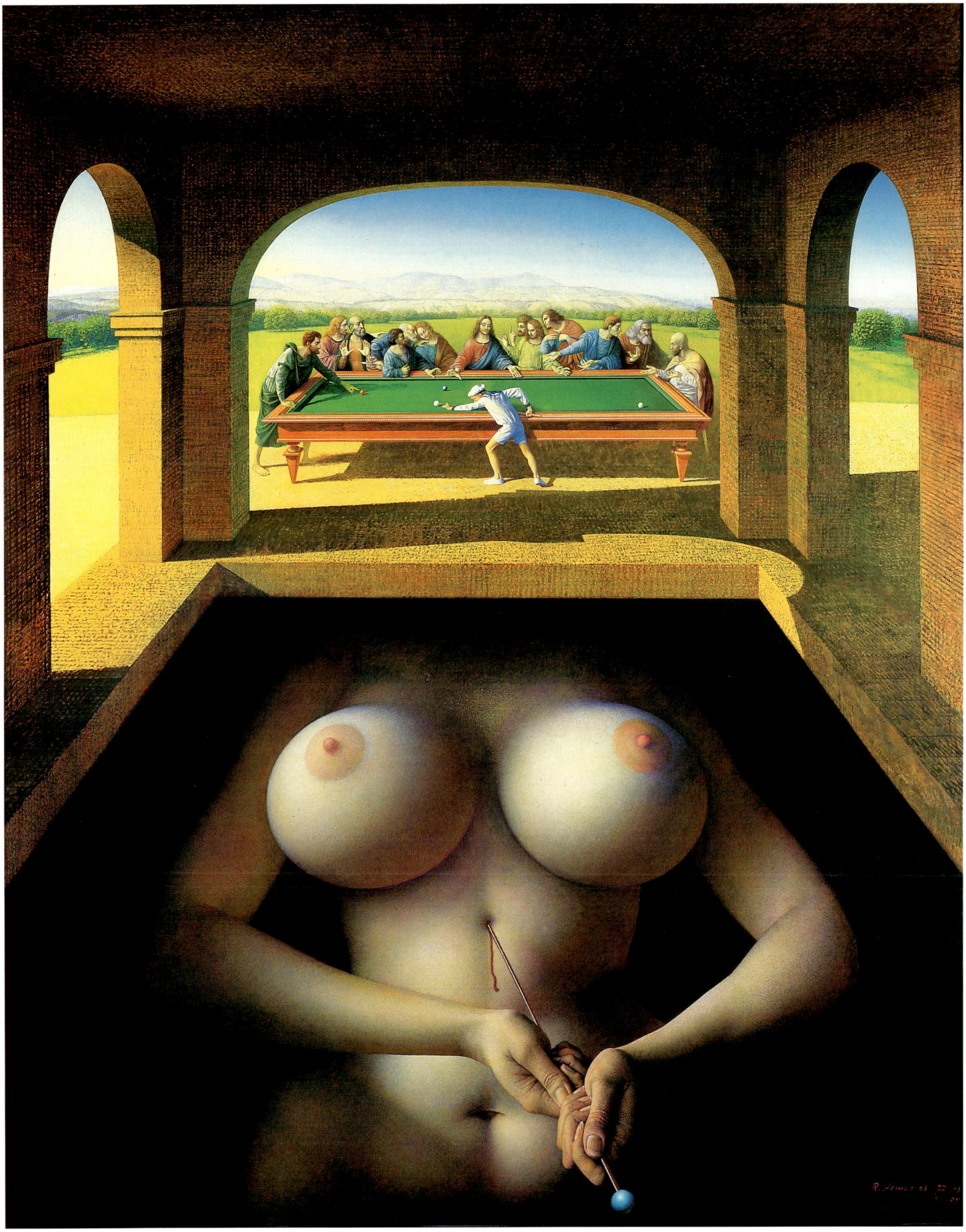

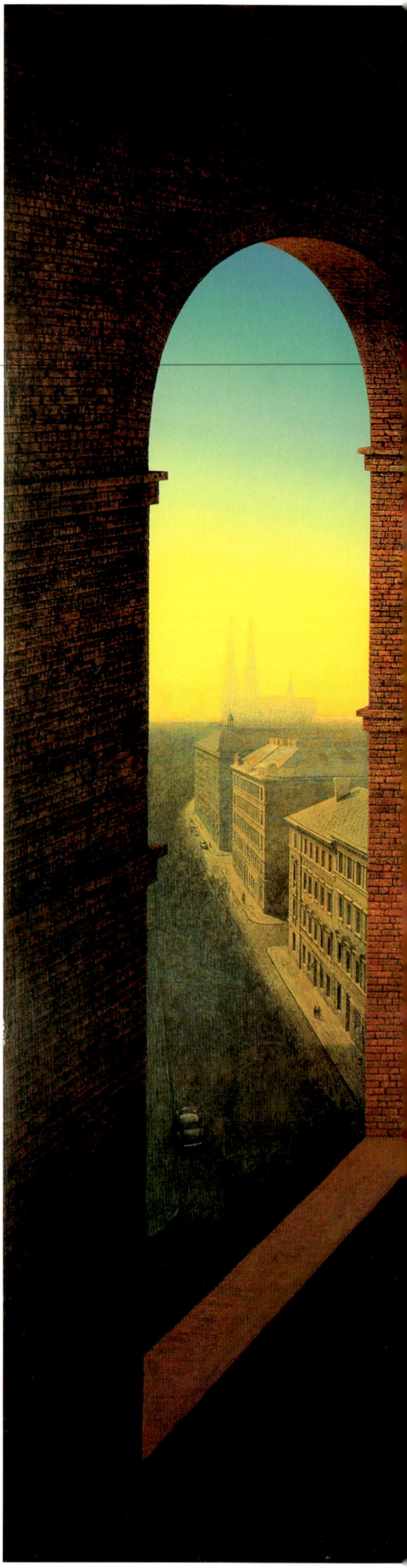

Adam, der ungeliebte Sohn
(Zweite Fassung), 1987-1991
Paneelplatte gerastert und kassettiert, mit Papier beklebt, Dispersionsgrund, Acryl- und Harzölfarben
255 x 295 cm
Sammlung Würth, Künzelsau
Inv. 1558

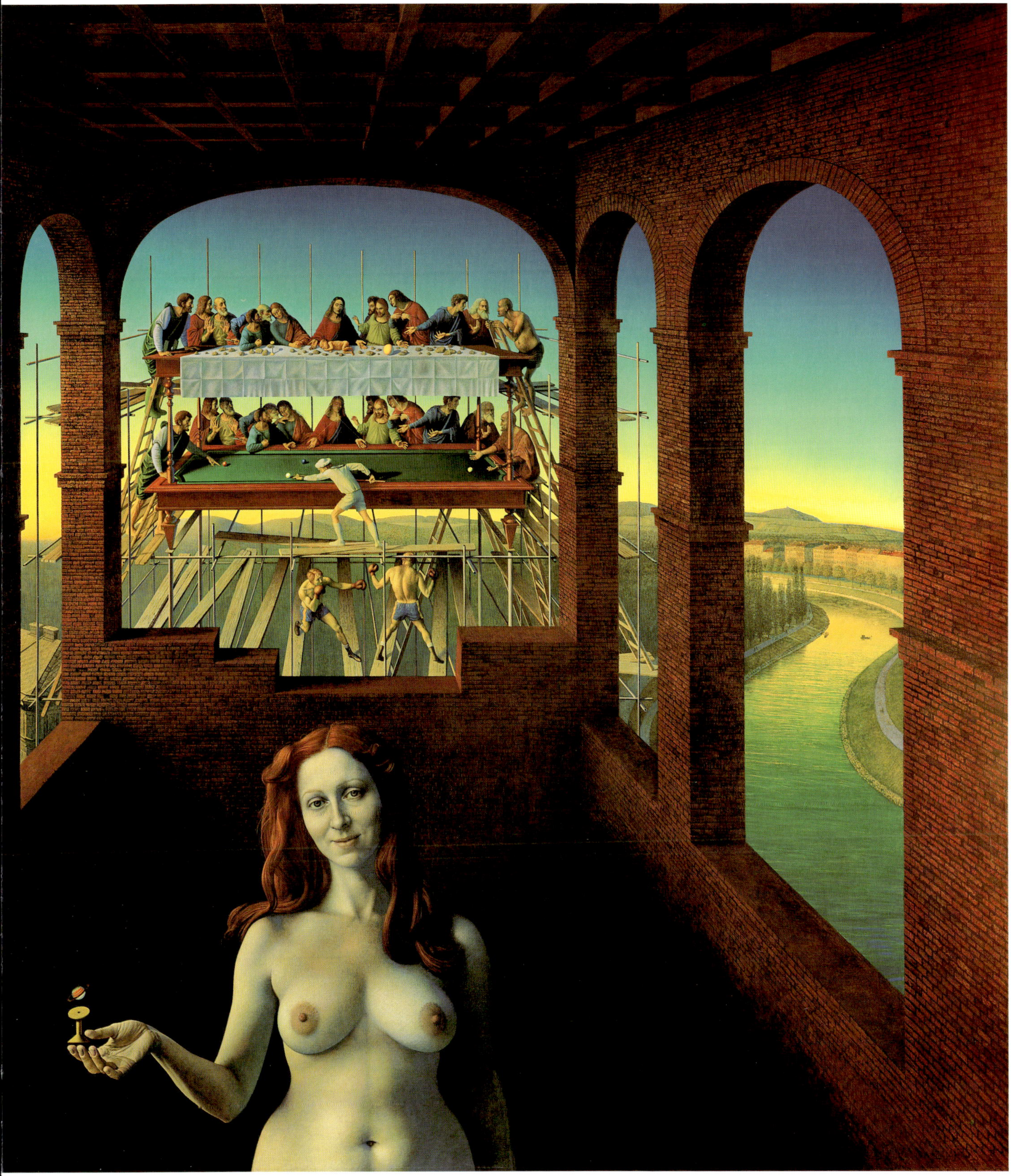

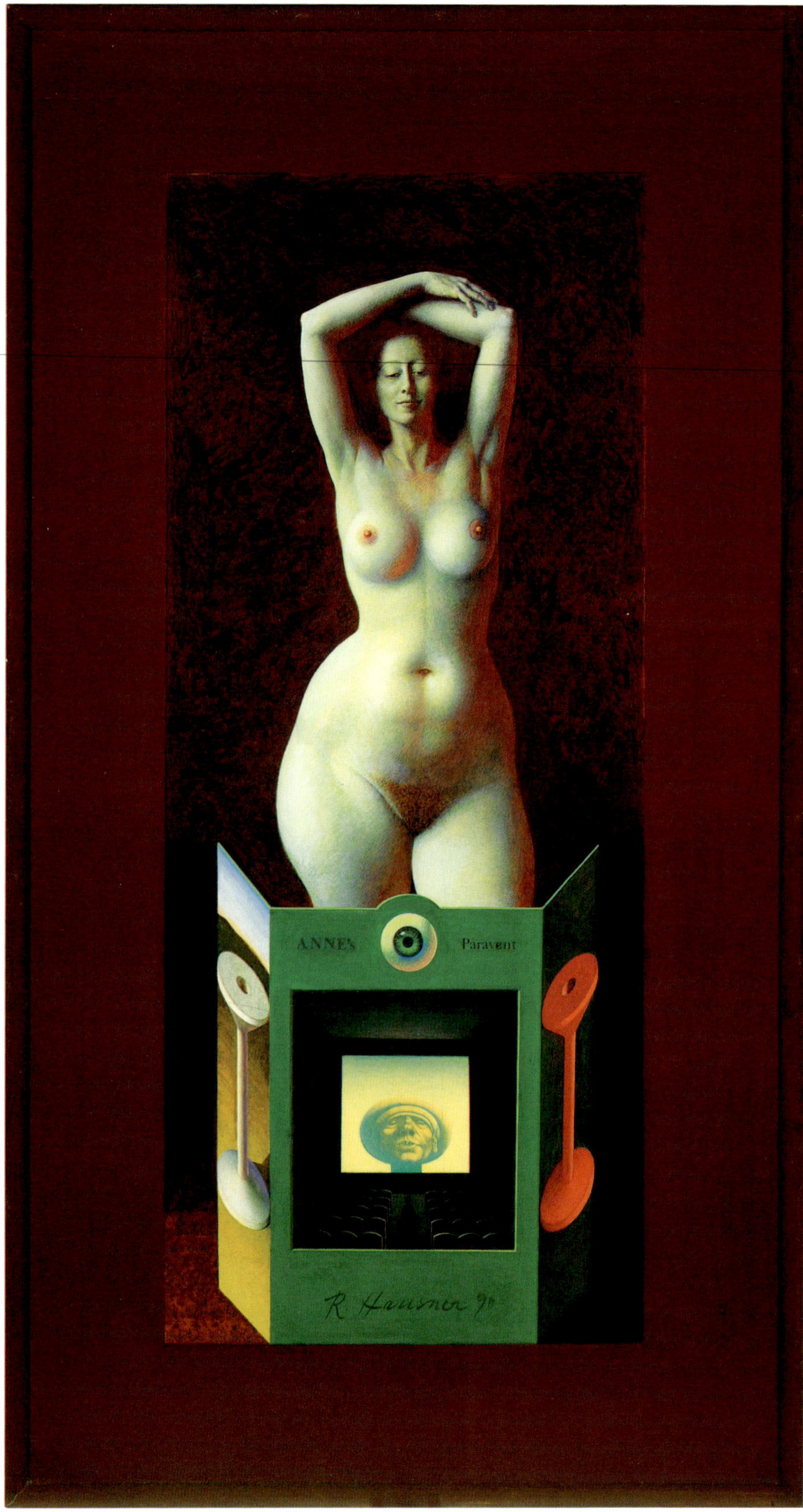

Annes Paravent, 1990
Novopanplatte mit Papier beklebt,
Acryl, Harzöllasuren
85,5 x 47,5 cm
Leihgabe Rudolf Hausner Erben

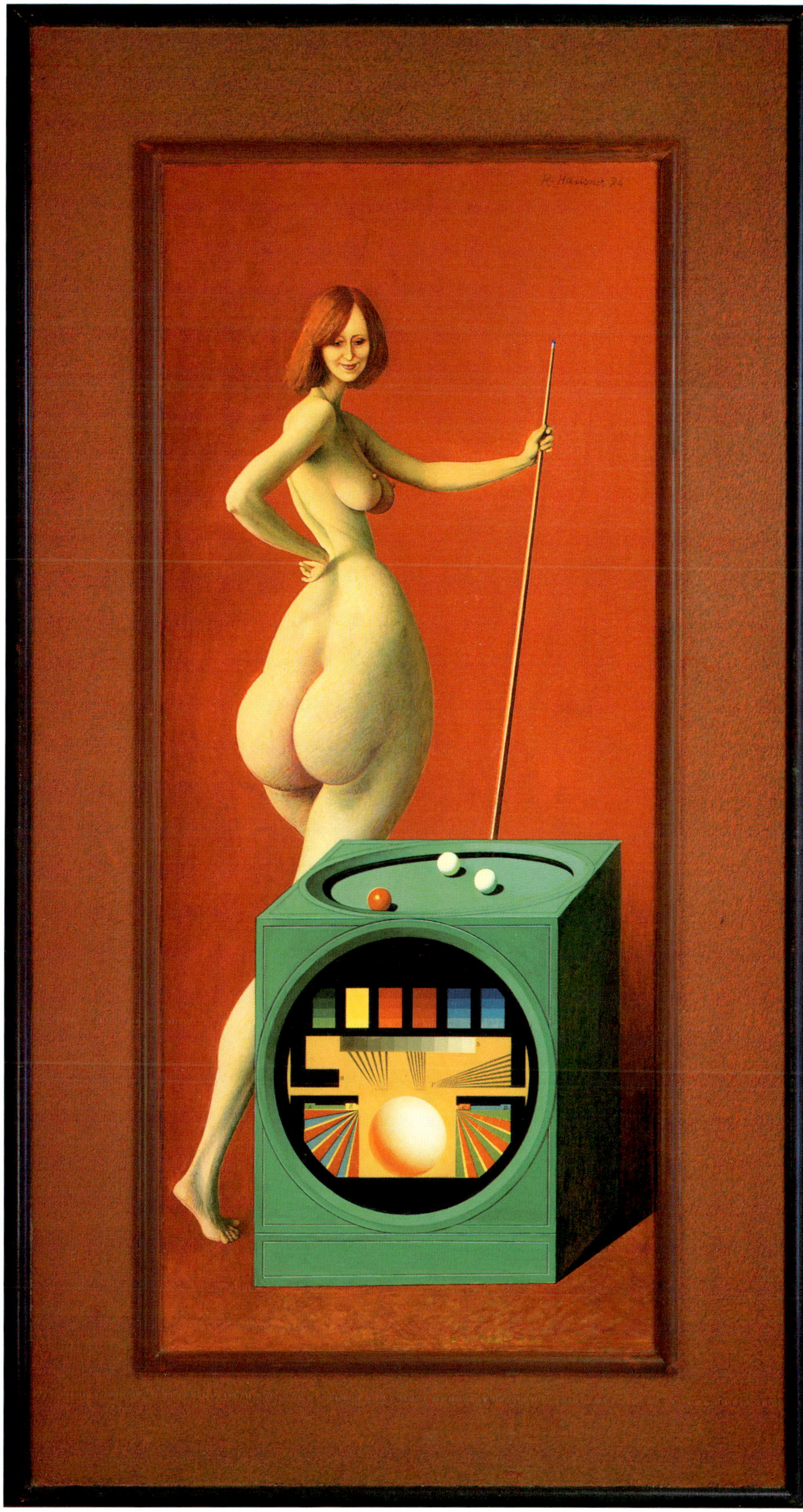

Eine schöne Billardspielerin, 1994
Novopanplatte mit Papier beklebt,
Acrylfarben, Harzöllasuren
85 x 47 cm
Leihgabe Rudolf Hausner Erben

Adam in Damengesellschaft,
1994
Duplexplatte, Acrylgrundierung,
Acrylfarben, Harzöllasuren
80 x 117,5 cm
Leihgabe Rudolf Hausner Erben

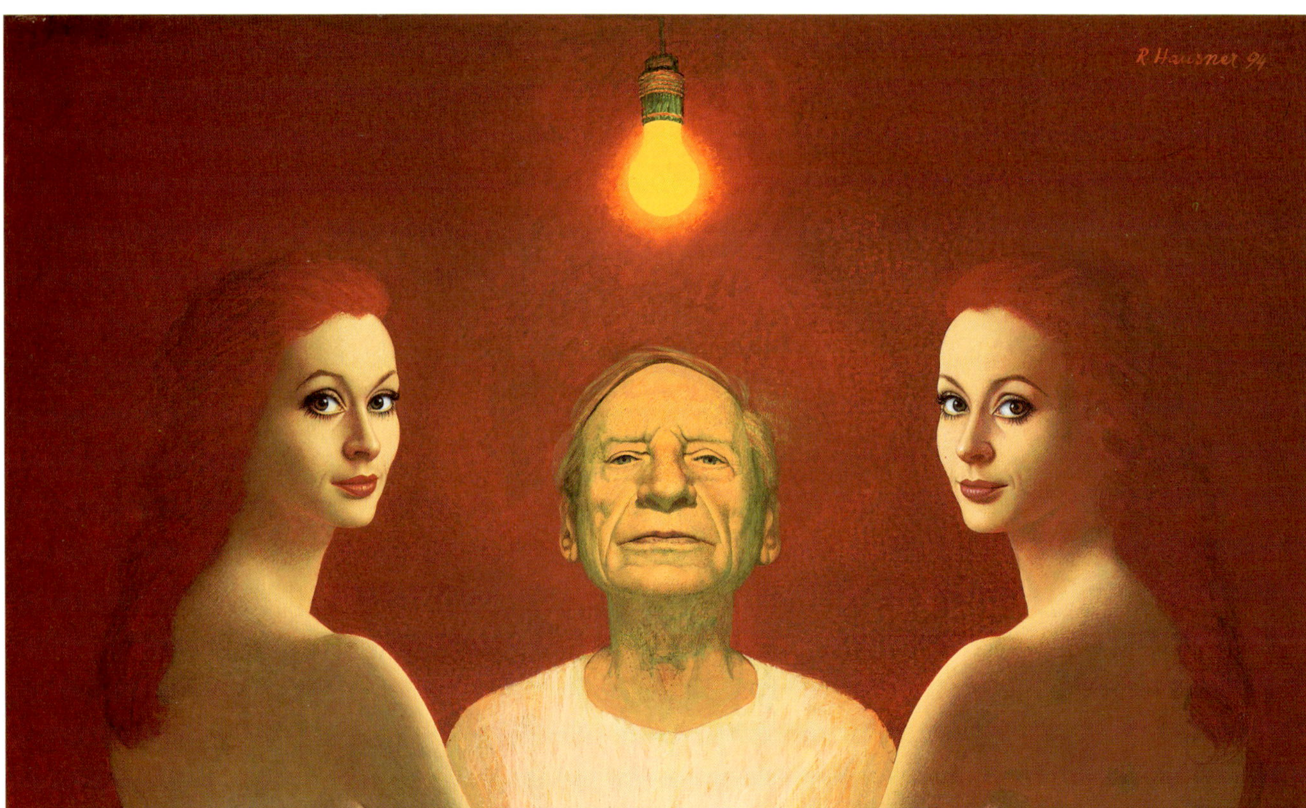

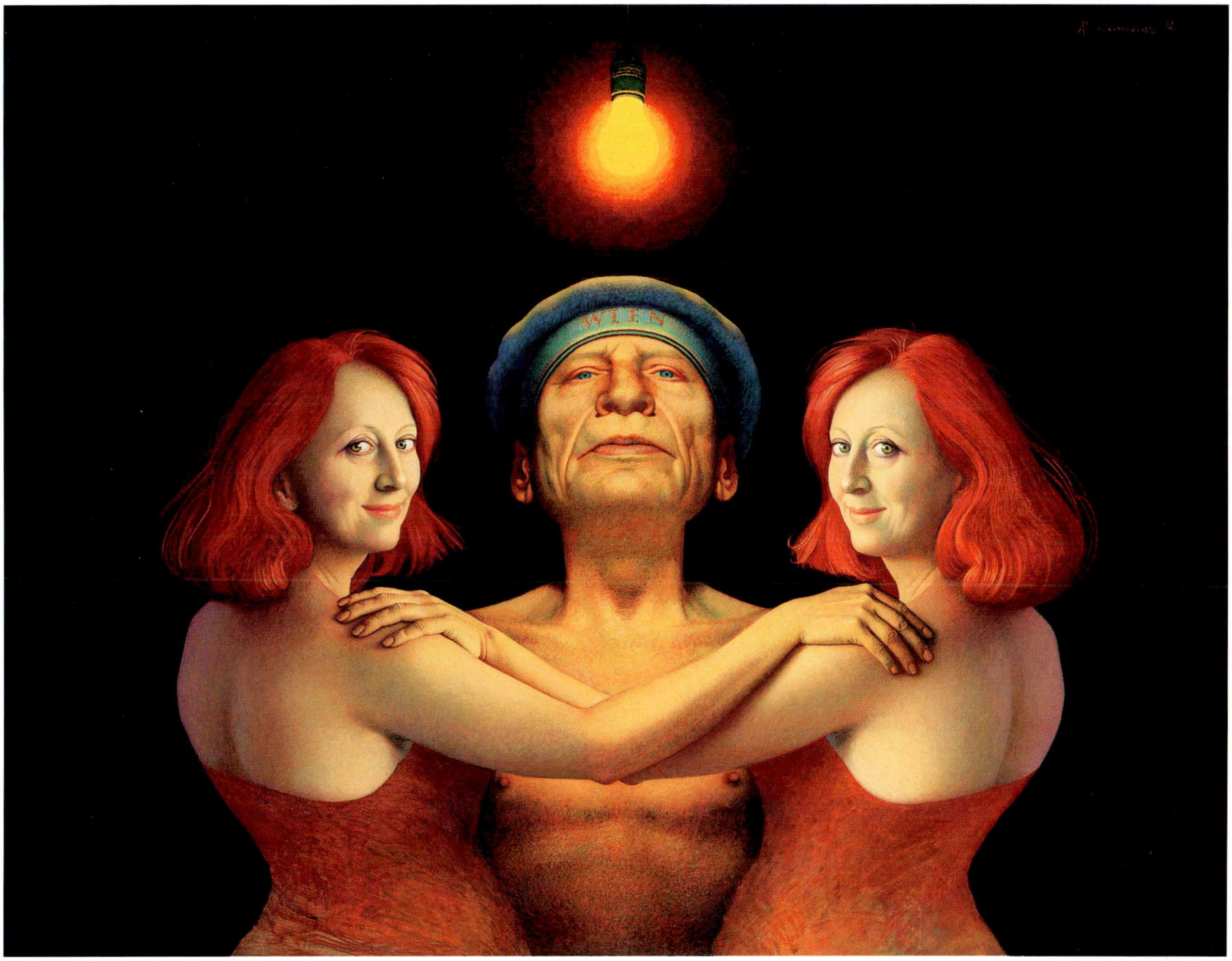

Adam Bigamist, 1994
Duplexplatte mit Papier beklebt,
Acrylfarben, Harzöllasuren
108 x 135,5 cm
Leihgabe Rudolf Hausner Erben

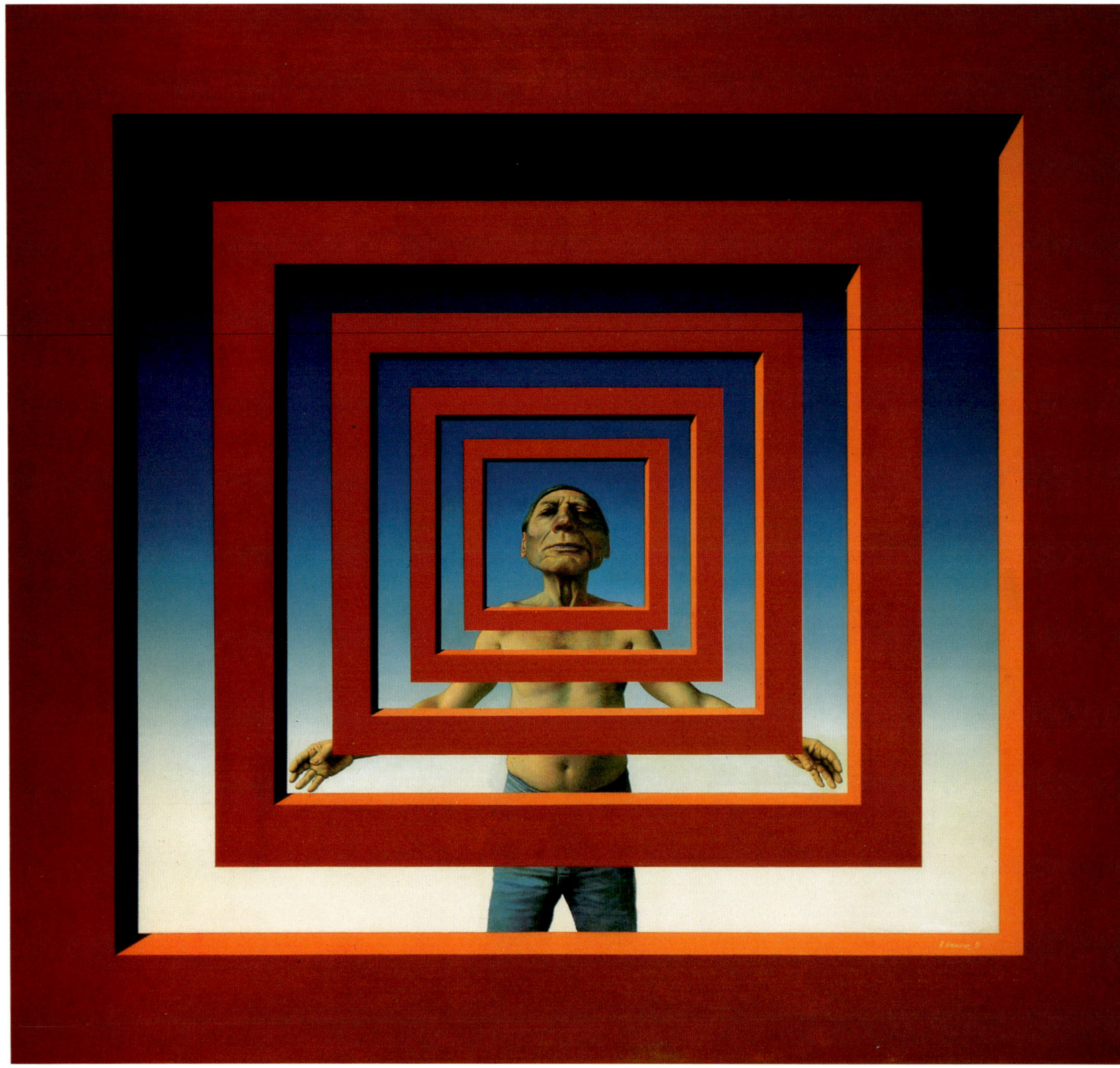

Adam Equilibrist, 1993
Sperrholzplatte 10 mm,
auf der Rückseite kassettiert,
mit Acrylweiß grundiert,
Acrylfarben, Harzöllasuren
220 x 240 cm
Sammlung Würth, Künzelsau
Inv. 3023

Beate Elsen-Schwedler

ZU DEN BILDERN IN DER SAMMLUNG WÜRTH

DAS LABYRINTH (1987-91)

ABB. SEITE 61

Im Bild ›Das Labyrinth‹ hält der Künstler als alter Mann Ausschau nach dem kleinen Matrosen, der dort mit flatternden Mützenbändern auf der Suche nach einem festen Platz im Leben und in der Kunst beginnt. Indem er ihn verfolgt, durchläuft er die zurückgelegte Strecke seines Lebens. Im Hintergrund liegen Kahlenberg, Leopoldsberg und Nußberg. Hier ist er zu Hause. Der »alte Junge mit der Matrosenkappe, der freudianisch beseelte Melancholiker mit dem Narrenhut, Adam mit dem kosmischen Turban – alle drei konzentrieren sich auf ihr Idol: Anima Selbdritt. Vereint stehen sie im Zentrum des (Lebens-)Labyrinths, das der Maler als Jüngling betrat«[1].

1 Günter Engelhard, Realist im Reich der Sinne. In: art Das Kunstmagazin, Nr. 8. August 1992, S. 64.

Die Aktion des Bildes, seine Bewegung, innere Dynamik und Energie gehen von dem kleinen Rudolf Hausner aus. Im Labyrinth der Gefühle verkörpert er die Erinnerung an seine eigene Entwicklung und seinen weiten Weg zu sich selbst. Und so sehen wir ihn wie im Zeitraffer gleich zweimal. Im Bildvordergrund scheint beinahe aus dem Bild zu treten, energisch weist er uns daraufhin, daß er den Eingang ins Labyrinth sucht, denn es »treibt ihn nach der Lösung seines Schicksals« genau so wie er eine Antwort auf die Fragen nach seiner Herkunft und seines Ziels sucht.
So deutet er ins Bildzentrum, wo er uns zum zweiten mal begegnet. Hier trifft er auf das eingangs beschriebene Triumvirat, hier wird die Entscheidung der Ganzwerdung fallen.

Trauriger Europäer (1977)

ABB. SEITE 2

Zweifellos gehört der ›Traurige Europäer‹ zu den bedeutenden Portraits Hausners. Es entstand als weitere Variante des alten ›Narrenhut‹-Themas, eines Typus, der das melancholische und das saturnische in der Hausnerschen Malerei beschwört und somit anders als Adam namenlos bleiben muß.

»In nackter Gestalt mit überlangem Schwanenhals, halb en face, blickt einer aus todtraurigen Augen«[2], ein Eindruck, der durch das kränklich-grünliche Inkarnat der Haut und den stark kontrastierenden roten Narrenhut erheblich gesteigert wird.

Den ›Traurigen Europäer‹ charakterisiert sein Einknicken von Oberkörper, Schultern und Hals. Vor monochromem nachtschwarzem Grund wirkt er wie von einer künstlichen Lichtquelle beleuchtet. Trotz aller Gegensätze zur Physiognomie des Adam trägt auch er die Gesichtszüge seines Autors Hausner.

2 Walter Schurian, Introspektiver und phantastischer Realismus. Rudolf Hausner malt von sich auf andere. In: Würth eine Sammlung Bd. 1, Sigmaringen 1991, S. 41.

Der Leonardo-Zyklus[3]

Hommage à Leonardo (1977-1981)

Abgesehen von der ›Gioconda‹, dem Bildnis der Mona Lisa, ist wohl kaum ein Bild so häufig rezipiert worden wie das Abendmahl Leonardo da Vincis. Auch Rudolf Hausner, der das stark beschädigte Fresko im Refektorium des Klosters Santa Maria delle Grazie in Mailand wiederholt aufsuchte, erlag der Faszination des Meisterwerkes und ließ sich zu seinem großangelegten Leonardo-Zyklus inspirieren. Seine Aneignung des Renaissance-Motivs beginnt im Jahr 1977, »mit einiger Verwegenheit«, auf der 220 x 182 cm großen ›Hommage à Leonardo‹ (1977-81).

ABB. SEITE 63

»Gegenstand des Zitats ist das ›Abendmahl‹. Aber der Tisch wird zum Billardtisch und die Abendmahlsversammlung hat sich, nur geringfügig verändert, in ein Prüfungskomitee, den Inbegriff gefürchteter Autorität, verwandelt. Vor den heiligen Autoritäten hat

3 Vergl. hierzu auch Schurians ausgezeichnete Beschreibung. Schurian/Würth a.a.O., S. 42f.

der Junge im Matrosenanzug eine schwierige Aufgabe zu lösen. Alle Gebärden beziehen sich auf ihn, der im Augenblick der Entscheidung zum Billardstoß ansetzt. Unten aber entwickelt sich, mächtig aus dunklen Gründen aufsteigend, ein weiblicher Torso, eine der vielen Gestalten der Anima«[4], die sich selbst eine gewaltige Nadel in den Bauch rammt. Mit dieser Anima zitiert Hausner sich selbst. Scheint sie doch geradewegs ausgeschnitten, aus einer 1972 entstandenen Lithographie, bei der Hausner aus dem von Kolonnaden umstandenen Innenhof des Vredemann de Vries den Boden verschwinden ließ. Aus dem so entstandenen Abgrund läßt er eben jene Anima auftauchen, die sich den Leib mit der Nadel verletzt.

4 Hans Holländer, Hausner, Offenbach 1985, S. 214f.

Auch der Billardtisch und die Abendmahlsversammlung der ›Hommage‹ befinden sich jenseits offener Arkaden in idyllischem Gelände. Den Hintergrund bilden jene Hügel und Wälder Wiens, die aus dem unmittelbaren Erfahrungshorizont des Matrosenjungen bestehen. So harmonisch und homogen sich die Farben der Kleider der Apostel in die Landschaft fügen, so hart ist der Kontrast zu der unteren Szene. Deutlich zeigt Hausner, daß Anima einer unterirdischen (unterbewußten) Welt angehört, aus deren Dunkelheit sie sich übergroß und geradezu bildsprengend plastisch abhebt. ›Anima verweist auf Geburt, Tod und Selbstzerstörung«[5].

5 Holländer a.a.O., S. 218.

Adam, der ungeliebte Sohn (1979-1984)

ABB. SEITE 64-65

Für die zweite Fassung des Bildes arbeitete Hausner bedeutende Veränderungen heraus: Das Hochformat der ›Hommage‹ wurde in ein Querformat gezogen. So war es möglich, das Gebäude aus dem ersten Bild um zwei Seitenarkaden zu verbreitern und bedeutend zu erhöhen. Wodurch die, tiefer in den Bildraum geschobene Szene des rätselhaft verdoppelten ›ultima cena‹, so jedenfalls Hausner, an »sakralem Charakter«[6] gewinnt.

In der Bildmitte sind also Billard und Abendmahl übereinander gestaffelt, getragen von einem Baugerüst, dessen dünnes, beängstigend unverankertes Gestänge und schwankendes Bretterwerk

6 Rudolf Hausner: Ich, Adam Entdeckungen und Spiegelungen in Bildern. München 1987, S. 134.

der gewichtigen Szenerie, die sie abstützen sollen, höchste Fragilität verleiht. Wurde die heilige Versammlung bereits durch das auch hier wieder zitierte Billard der ersten Bildversion verfremdet, so verstärkt sich dieser Eindruck in der oberen Etage. Hier irritiert der Tisch des Herrn durch die darauf verstreuten Steine und ein schutzlos vor dem Heiland liegendes Neugeborenes. Doch während Dieter Gleisberg, möglicherweise vorschnell durch den Titel des Bildes verleitet, befindet: »Offenbar nicht der liebe Sohn an dem er (der Heiland) Wohlgefallen findet«[7] und auch Holländer in seiner ausführlichen Untersuchung der Bildszene darauf hinweist, daß »Jesus jetzt seine überlegene Ruhe wie seine Besonnenheit aufgibt«, da ihm das Kind selbst überraschend kommt und sein Blick daher »starr (und) etwas erschrocken wird«[8], berichtet Hausner über seine eigene Leonardo-Jesus-Rezeption angesichts seiner Besuche in Mailand: »...aber das Wunderbare an dieser Versammlung war, daß sie (die Apostel) trotz des renitenten Benehmens durch Jesus und Leonardo gebändigt wurden: ›Laßt ihn doch in Ruhe arbeiten, gebt ihm Zeit‹. Alle aggressiven Gesten der Apostel-Professoren hoben sich gegenseitig auf, übrig blieben nur unendliche Güte von Jesus und das Genie Leonardos. Vertrauen und Bewunderung entstand in mir während des Malens: erlöste mich ...von den Erniedrigungen des Militärs, von dem demütigenden Größenwahn der Museumsdirektoren und Kritiker, von der Autoritätsneurose, unter der ich so lange zu leiden hatte, endlich fand ich das erlösende Bild jener Autoritäten, deren Urteil ich blind vertrauen kann – ich fand Jesus und Leonardo. Obwohl sie schon so lange neben mir waren, konnte ich sie erst jetzt erkennen«[9].
Während also in der obersten Bildszene Christus mit fürsorglichem Gestus den Neugeborenen schützt, spielt in der mittleren Szene Adam vor einer kritischen Kommission sein Lebensspiel. Schließlich hat Hausner noch eine dritte Szene unterhalb der beiden Abendmahlssituationen angefügt. Hier sehen wir einen Erwachsenen (Hausner) im Kampf mit sich selbst. »Boxen«, so kommentiert Häring, »ist die Metapher für das Leben. Der Kampf ist unmittelbarer als beim Billard. Man steht im Ring, nicht außerhalb der Spielfläche. Im abgeschlossenen Ring wird man von außen beobachtet. Auch hier gewinnt nicht unbedingt der Stärkere, son-

7 Dieter Gleisberg, Wege von und zu Rudolf Hausner. In: Die Phantasten Brauer Fuchs Hausner..., Ausstellungskat. Wien 1990, S. 200f.

8 Holländer a.a.O., S. 220.

9 Hausner a.a.O., S. 131f.

dern der Schnellere, der Klügere, der psychologisch Geschickte-re in diesem isolierten, brutalen, individuellen Krieg!«[10]
Bei soviel Rückbezug auf die eigene Erinnerung dürfen natürlich weder Ball noch Spule an der Tafel fehlen. Eine weitere Garnspule und über dieser ein winziger Saturn-Ball schwebt in der rechten Hand der Zentralgestalt des Bildes. Es ist »eine Frau mit dem sanften Lächeln der Gioconda, die trotz der Blöße das Bild hoheitsvoll beherrscht«[11]. Die (selbst)zerstörerische Anima der kompositionell vorausgegangenen ›Hommage à Leonardo‹ hat sich in ein liebenswertes, wohlbekanntes Frauenbild verwandelt, »nahbar und doch entrückt«. Die zur Ruhe gekommene Anima wird so zum Portrait der Anne Hausner. Als sichtbares Zeichen dieser Entwicklung hat sie die Nadel weggelegt, und balanciert stattdessen den seit Dürers ›Melancholia I‹ dem melancholischen Talent, der Mathematik und den Künsten zugeordneten Planeten Saturn[12] auf der alten Garnspule. »Ihr«, so Hausner, »ist das alte Gebäude gewidmet, sie hält die Zwirnspule mit dem dazugehörigen problematischen Aszendenten in der Schwebe, ohne derbe Berührung, nur mit dem Magnetismus des Geistes«[13].
Die mit äußerster Akribie ausgearbeitete Strenge und Ausgewogenheit der tryptichonartigen Bildkomposition beruht auf ihrer absoluten Symmetrie. Und so kann der Blick des Betrachters durch die offenen Arkaden beiderseits des Bildzentrums schweifen. Nach rechts, zum unvergeßlichen Kinderspielplatz Hausners, dem Donaukanal und weiter bis zum Höhenzug des Wienerwaldes oder auch nach links. Hier, so berichtet uns Hausner, »entwickelt sich die Rögergasse mit ihren Zinskasernen und meinem(Hausners) Elternhaus. Durch die Angaben dieser beiden Ansichten ist klar, daß sich der zentrale Hauptraum des Bildes genau an der Stelle meines früheren Ateliers in der Grundelgasse fünf befinden muß, wo ich fünfundzwanzig Jahre lebte und arbeitete«[14].
»Die Vogelperspektive der Häuserflucht bestätigt«, so Holländer, »den hochgelegenen Ort der Ereignisse und Bewußtseinsdinge«[15]. Die ferne Stadtsilhouette kulminiert in der Votivkirche. Weit dahinter, klein, fern und vom Licht überstrahlt, erkennt man den Stephansdom.

10 Friedhelm Häring, Labyrinth und Billard, Gießen 1991. S.32f.

11 Gleisberg a.a.O., S.200.

12 Vergl.: Raymond Klibansky, Erwin Panofsky, Fritz Saxl: Saturn and Melancholy, London, 1946.

13 Hausner a.a.O., S.136.

14 Hausner, a.a.O., S.134f.

15 Holländer, a.a.O., S.220.

Vor dem grossen Tor (1992)

ABB. SEITE 80

Auf dem 1992 entstandenen Bild ›Vor dem großen Tor‹ sehen wir Hausners vergleichsweise unakribisch herausgearbeitete Gestalt vor einer übergroßen, minutiös wiedergegebenen, trapezförmigen Backsteinmauer, »die vom Vordergrund ausgehend als … Röhre in einen Abgrund des Bildhintergrundes mündet, der eine Fläche von sich entfaltender Dunkelheit bildet«[16].

Es scheint eine Art ›rite de passage‹, ein Eintritt in einen neuen Lebensabschnitt zu sein, der sich hier ankündigt[17]. Offenbar hat Hausner den dunklen Tunnel gerade verlassen, um mit erschöpftem Gesicht in ein unnatürlich gleißendes, helles Licht zu treten, das von grellgelb zu leuchtendem Grün diffundiert.

16 Schurian a.a.O., S. 234f.

17 Bezeichnenderweise benannte Hausner ein kurz darauf entstandenes Gemälde ›Endlich! Der lange Gang liegt hinter mir – ich stehe im Freien‹ (1992).

Equilibrist (1993)

Die lange Reihe der ›Adam-Bilder‹, sowie der 1972 begonnenen Untergruppe der ›Adam-maßstäblich-Bilder‹ setzt Hausner in seinem Werk ›Adam Equilibrist‹ von 1993 konsequent fort.

ABB. SEITE 70

Das quadratische, großformatige Bild weist durch seine gemalte und konstruierte fünffache Rahmung einen besonderen Tiefensog auf.

Gleichzeitig scheint sich das Bild in den Betrachterraum zu öffnen.

In gewohnt gekonnter Manier variiert Hausner in den unterschiedlichen Valeurs der Rahmen das Spektrum der Rotpalette »von hellrot nach dunkelrot reziprok zu den dahinterliegenden blauen Himmelsstreifen, die ebenfalls progressiv, aber umgekehrt von dunkelblau bis hellblau übergehen«[18].

In der Mitte ist mit entblößtem Oberkörper der in die Jahre gekommene (Adam) Hausner[19] in einer Verschmelzung des eigenen Konterfeis mit der Gestalt des Adams als Artist[20] zu sehen.

Seine ausgebreiteten Arme, das suggeriert auch der konzentrierte Gesichtsausdruck, scheinen gerade einen Salto oder ähnliches ausführen zu wollen. Möglicherweise wurde ein solches oder ähnliches Kunststück auch soeben vollbracht.

18 Vergl.: Walter Schurian, Hausner neue Bilder 1982 bis 1994, Offenbach 1994, S. 253.

19 Schurian a.a.O. S. 252.

20 Equilibrist ist eine antiquierte Bezeichnung für einen Akrobaten, der die Kunst des Gleichgewichthaltens beherrscht.

Durch die Verschmelzung der Kunstfigur mit der Identität ihres Schöpfers ist es naheliegend, die Szene noch unmittelbarer auf den Künstler selbst zu beziehen: nach Eintritt in einen neuen, späten Lebensabschnitt war der Künstler bemüht, sein Gleichgewicht zu halten und seinen Standort im Alter neu zu definieren. Dazu war es notwendig, die eigene Perspektive zu erweitern und die begrenzenden, einmal als richtig erkannten Rahmenbedingungen neu zu definieren.

Daß sich Hausner in diesem Zusammenhang in der Rolle des (immer noch) »sportlichen Artisten« zeigte, darf wohl als Hinweis darauf verstanden werden, daß er seine Vitalität als ungebrochen empfand.[21]

21 Schurian a.a.O., S. 253 ist sogar der Ansicht, daß »diese … Dynamik, Frische, … Vitalität, im Gegensatz zu früheren Adam-Darstellungen etwas völlig Neuartiges« sei.

Adam introspektiv, 1992
Novopanplatte mit Papier beklebt,
Acrylfarben, Harzöllasuren
137 x 97 cm
Sammlung Fuchs, Breitenfurt

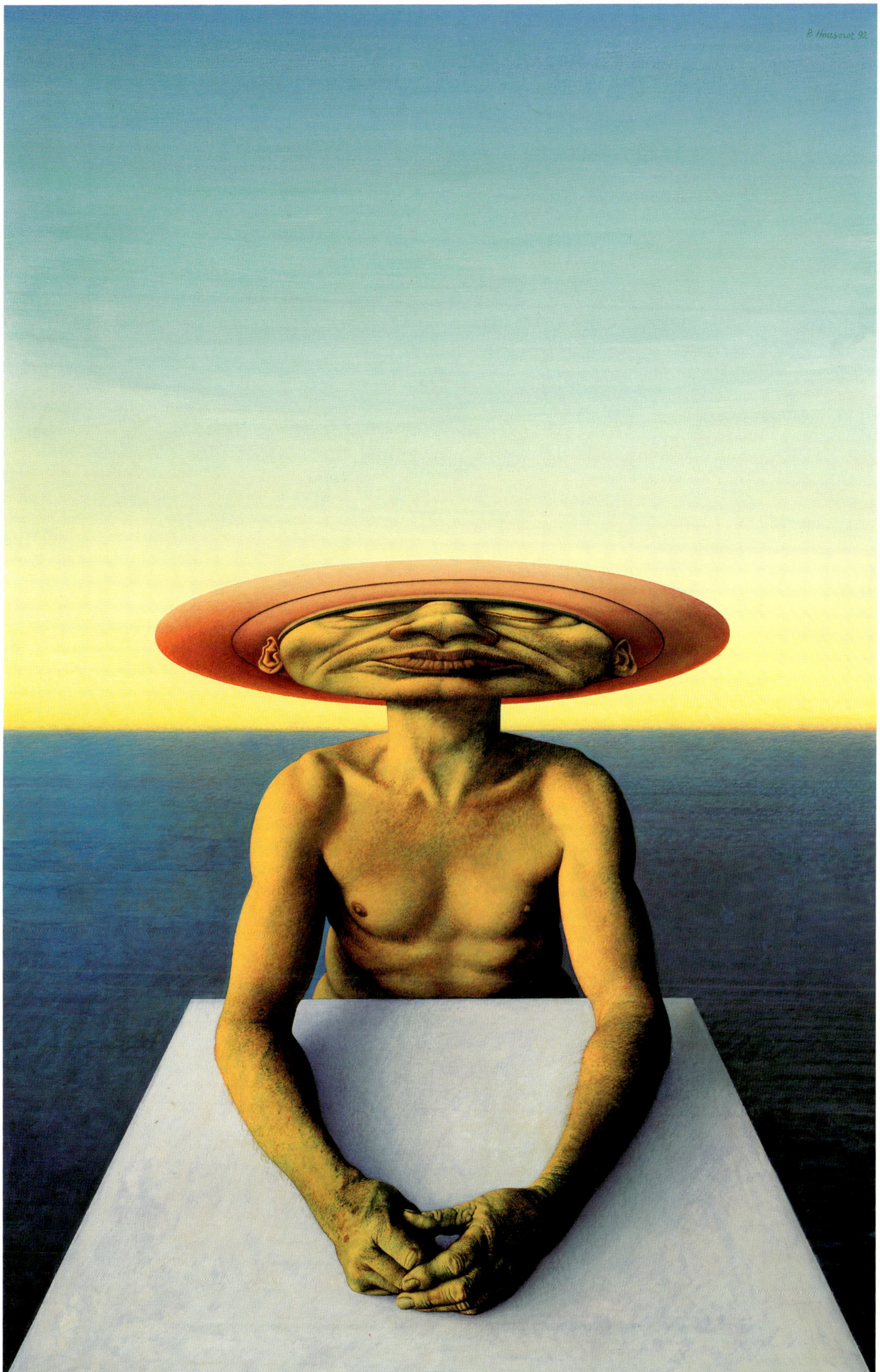

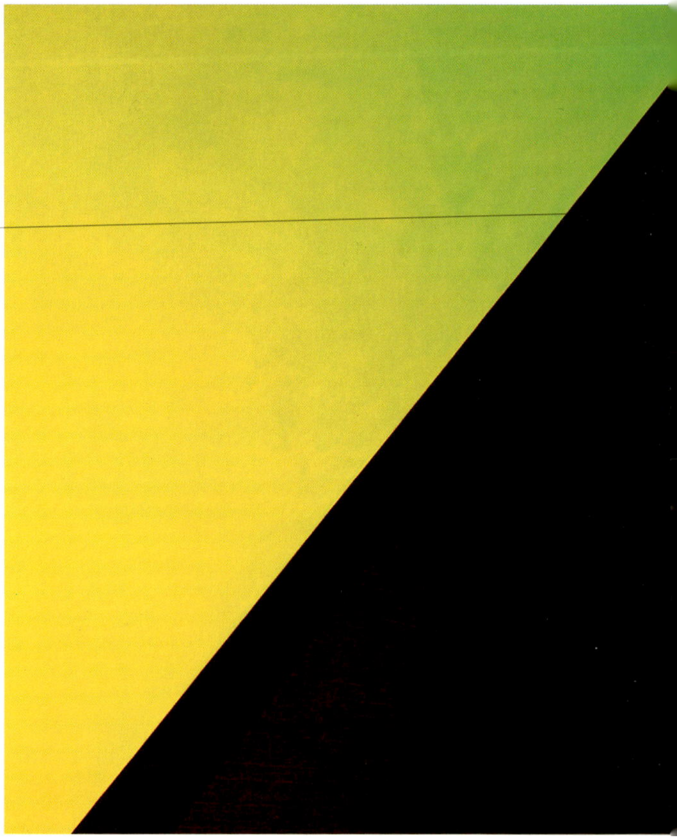

Vor dem großen Tor, 1992
Sperrholzplatte, Acrylgrundierung und Untermalung, Harzöllasuren, Mattfirnis
152 x 342 cm
Sammlung Würth, Künzelsau
Inv. 3022

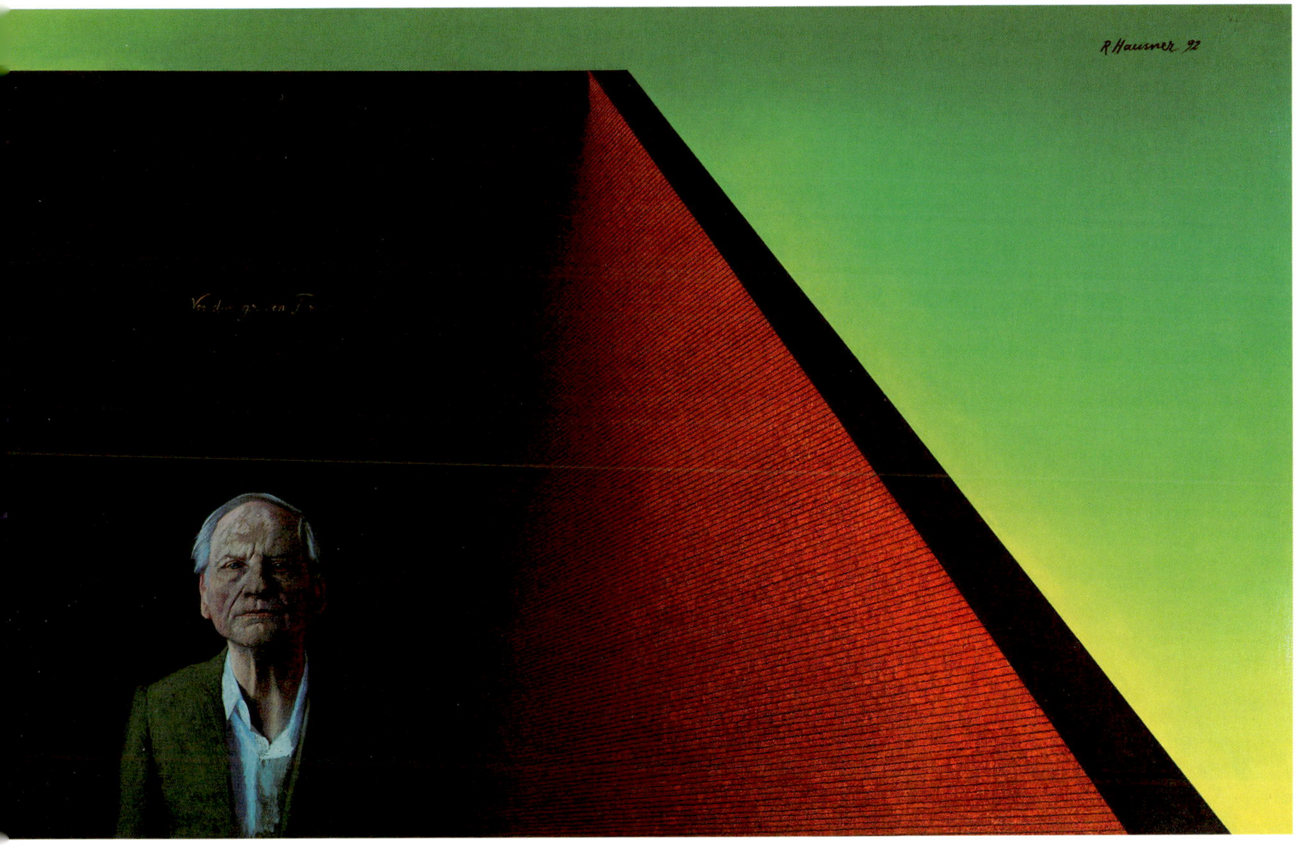
R Hausner 92

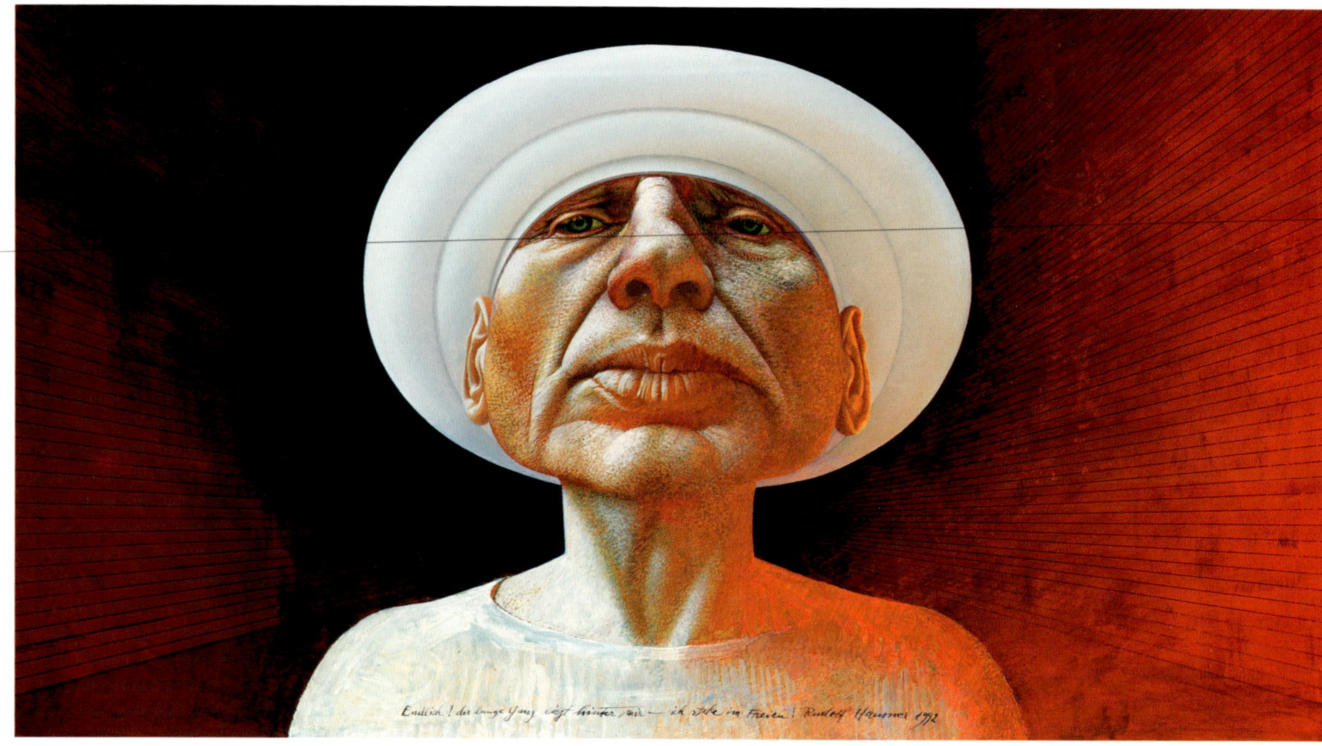

Endlich! Der lange Gang liegt hinter mir – ich stehe im Freien, 1992
Acrylfarben auf Pressholzplatte
mit Papier beklebt, Harzöllasuren
72 x 110 cm
Leihgabe Rudolf Hausner Erben

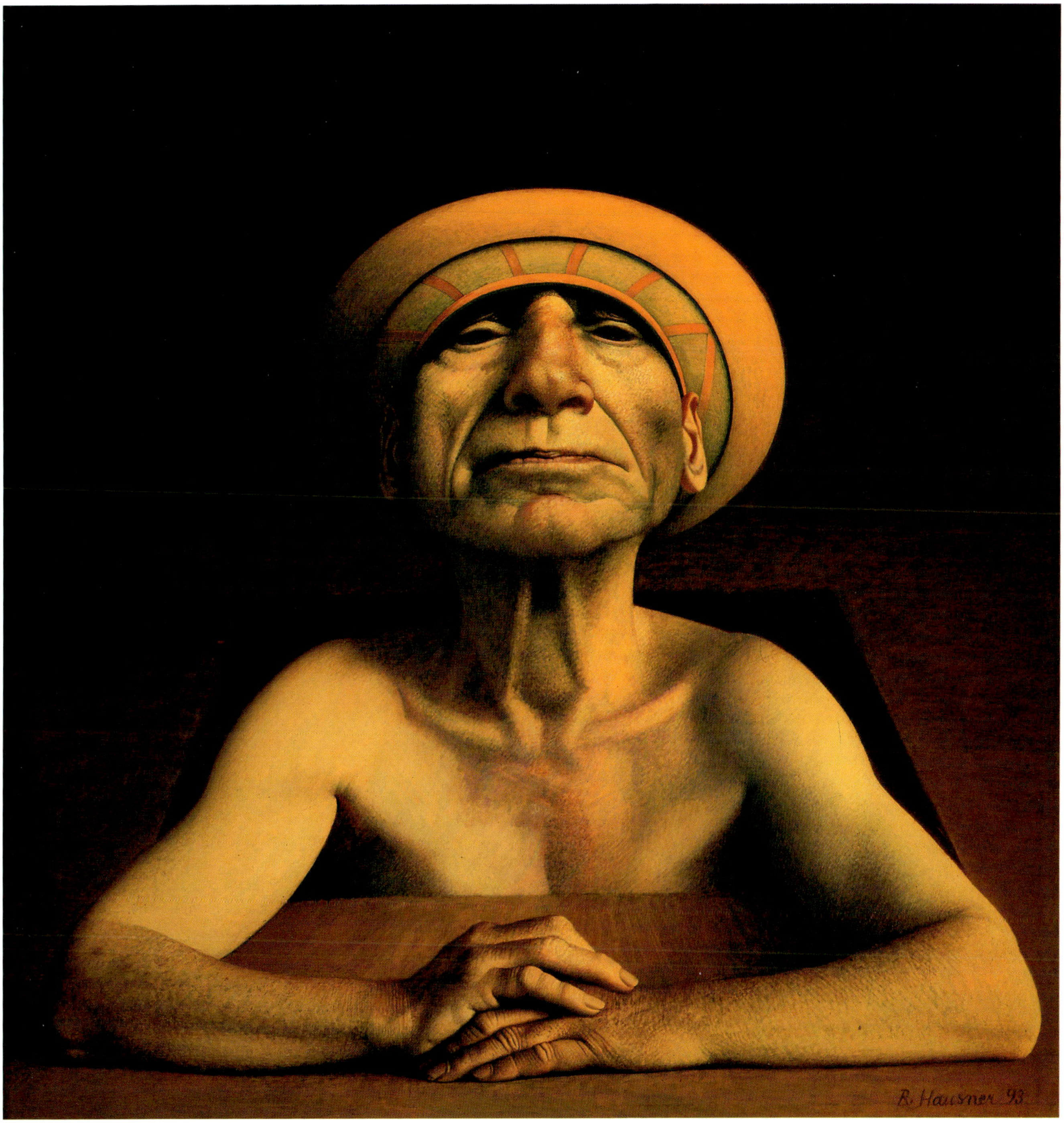

Adam in einer Grube aufrecht stehend, 1993
Duplexplatte mit Papier beklebt,
Acrylfarben, Harzöllasuren
71 x 70 cm
Leihgabe Rudolf Hausner Erben

Adam maßvoll, 1993
Duplexplatte, Acrylgrundierung,
Acrylfarben, Harzöllasuren
74 x 76 cm
Privatbesitz Regensburg

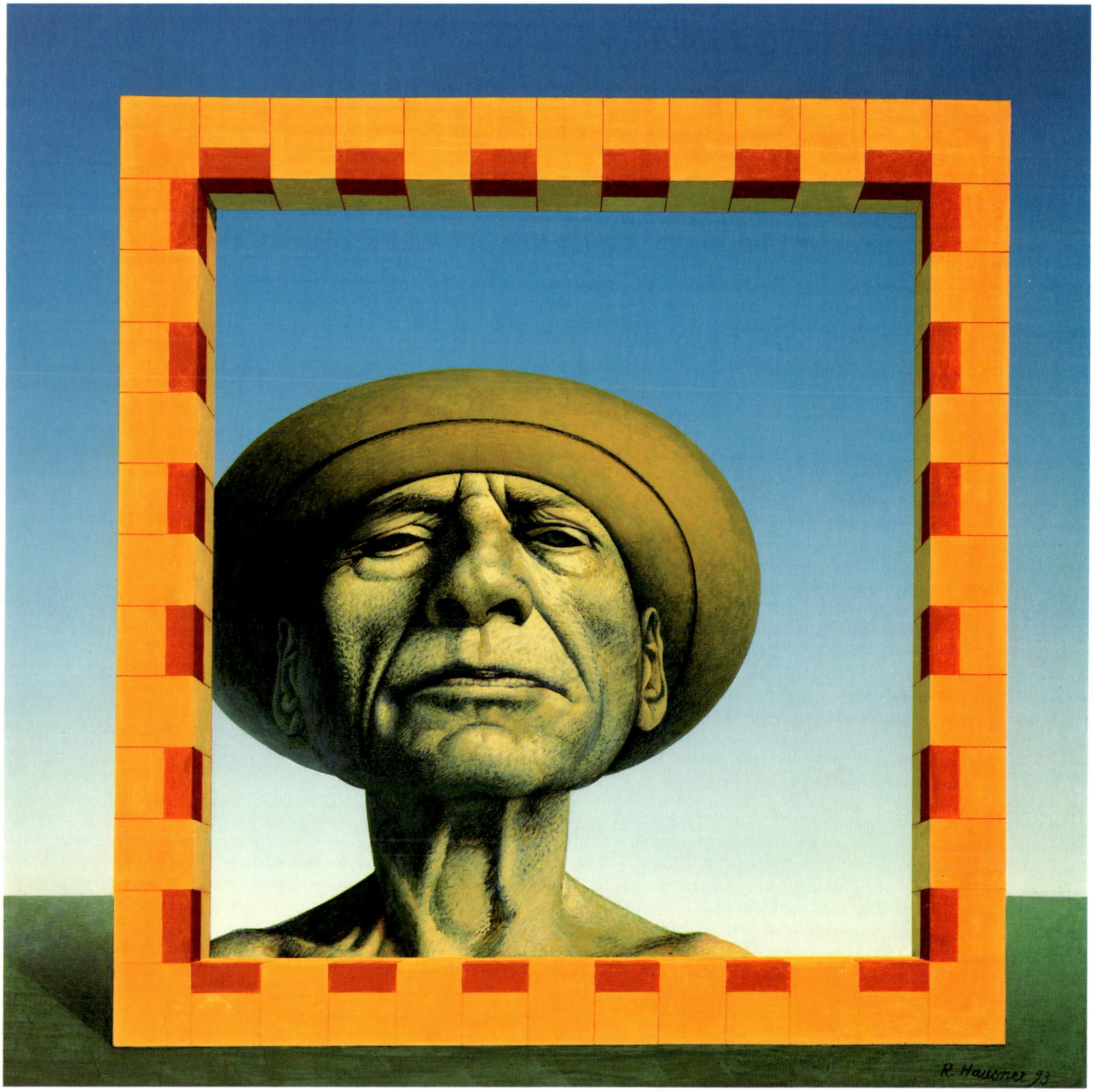
R. Hausner 93

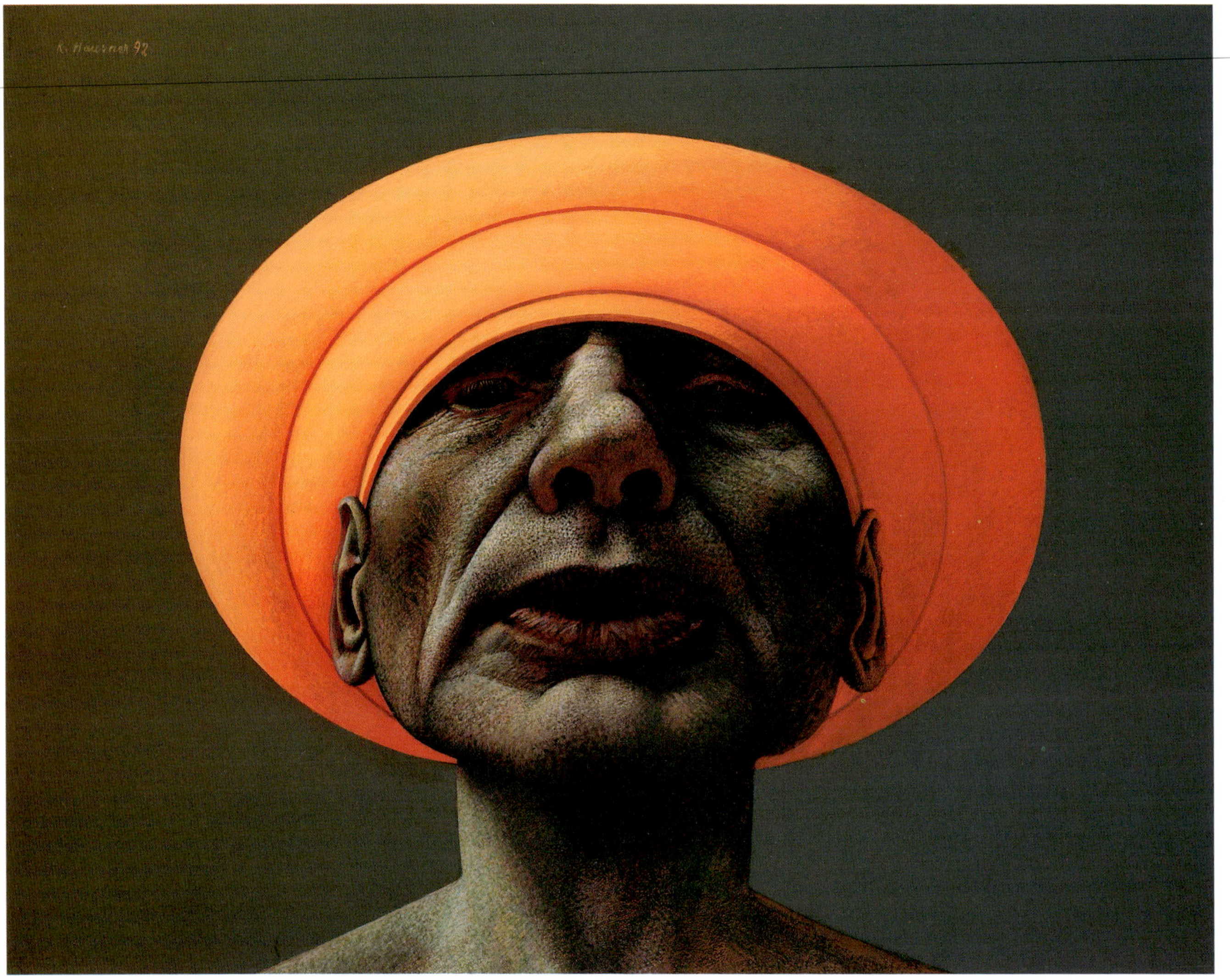

Adam mit roter Kappe, 1992
Novopanplatte mit Papier beklebt,
Acrylfarben, Harzöllasuren
72 x 86 cm
Leihgabe Anne Hausner, Mödling

Beate Elsen-Schwedler

HAUSNER-GLOSSAR

Die Akteure

Adam – ein ›Entwicklungsroman in Fortsetzung‹

Bereits 1948 fand Hausner seine individuelle Ikonographie sowie die dazugehörige Methode der Entwicklung[1]. Wichtigstes Instrument wurde ihm dabei die Figur des ›Adam‹, denn: »was immer im Bild geschieht, es muß jemand gegenwärtig sein, dem es widerfährt, kein bloßes Zentrum, sondern eine Gestalt, eine Physiognomie, ein *alter ego* des Malers, ein Versuchsobjekt als Subjekt des Bildes«[2].

Das erste Selbstbildnis als ›Adam‹ indes entstand erst 1957 nach einer komplizierten Bildzerstörung bei der zuguterletzt die Figur des ›Adam nach dem Sündenfall‹ als Substrat übrigblieb[3]. Alle »Adam-Bilder sind Spiegelbilder«, kommentierte Hausner. »Sie wurden mit Hilfe eines Spiegels gemalt und wollen wie Spiegel benützt werden. Obwohl alle Adam-Bilder die Gesichtszüge des Rudolf Hausner tragen, ist ihre Verwendbarkeit zur Selbsterfahrung nicht auf ihn allein beschränkt, vielmehr sind alle dargestellten Adam-Situationen durchaus allgemeiner Natur. Durch die Unmittelbarkeit der exakten Berichterstattung ließ sich die physiognomische Eigenart des untersuchten Individuums nicht vermeiden. Die generelle Anwendbarkeit der gewonnenen Erfahrung wird jedoch nicht beeinträchtigt«[4].

Er ist fast immer frontal und in der Regel in der Untersicht gemalt. Sein Blick sucht aus der Distanz des Bildes die unmittelbare Nähe des Betrachters. Als Inbegriff für den »Urheber geschichtlicher Taten und Verhängnisse nach dem Sündenfall«, gilt er Hausner auch als Synonym für die männliche Komponente der Mensch-

1 Vergl. hierzu: Hans Holländer, Hausner, Offenbach 1985, S. 51ff.

2 Holländer a.a.O., S. 77.

3 Vergl.: Dieter Gleisberg, Wege von und zu Rudolf Hausner. In: Die Phantasten Brauer Fuchs Hausner..., Ausstellungskat. Wien 1990, S. 193f.

4 Gleisberg a.a.O., S. 194.

heit. Anzeichen perspektivischer Deformation verzerren bisweilen sein Gesicht nicht unerheblich und der Betrachter hat trotz oder gerade durch diese Verzerrung, durchaus die Gelegenheit, sich in der Figur des Adam zu spiegeln.
Hausner benutzt die mythische Gestalt des Adam, um in ihm sein eigenes Selbst- und Weltverständnis, sein ›Adam-Bewußt-sein‹ zu manifestieren. ›Adam‹ ist sowohl der jedermann geläufige Name des biblischen ersten Menschen, als auch das hebräische Wort für den Menschen schlechthin. Mit diesem Menschen identifiziert sich Hausner. Er versetzt ihn herausfordernd in unsere Zeit,... in die Welt die er tagtäglich erlebt, das individuelle und das Zeitschicksal verschmelzen ineinander und beanspruchen exemplarische Bedeutung. Denn immer wieder begegnet uns »dieser Schädel Adams (der) für jedes feine Auge...ja nicht nur...(Hausners) eigener Schädel, sondern des Menschen Schädel ist«[5].

5 Vergl.: Rudolf Hausner: Ich, Adam Entdeckungen und Spiegelungen in Bildern. München 1987, S.68.

Die mit dem ›Adam nach dem Sündenfall‹ einsetzende Serie der Adam-Bilder wurde von Hausner wiederholt als ›Entwicklungsroman in Fortsetzungen‹ charakterisiert, der ihn Zeit seines Lebens »wie ein innerer Monolog« begleitete.

Von Adam bis (Anima-) Eva

Sein weiblicher Gegenpart, seine Inspirationsquelle und Energiepotential ist die Figur der Anima. Sie ist nicht nur im sprichwörtlichen seine »bessere Hälfte«, denn genau wie Adam große Ähnlichkeiten zu Hausner selbst hat, trägt Anima im wesentlichen die Züge seiner jeweiligen Frau, seit den späten 60er Jahren also die der Malerin Anne Wolgast. Sie ist alles zugleich: Anima, Eva, Anne, doch bedurfte es hierzu einer längeren Entwicklung: Jahrelang personifizierte Hausner in unterschiedlichen Versionen einen in seinem Inneren als quälend, ja selbstzerstörerisch empfundenen Trieb in einer fiktiven Frauenfigur, die er, ganz im Sinne von Otto Weininger und Carl Gustav Jung, als eine ihm feindliche ›Anima‹ verstand. Sie wurde inkorperiert in ›Adam selbst‹ – als immanenter Bestandteil und Widerpart seiner Persönlichkeit, als eine der bei-

den Seelen in seiner Brust. Ausgestattet mit allen Reizen prangender Weiblichkeit, konnte sie sich (und dadurch natürlich auch Adam) mit einer riesigen Stecknadel – wie die Garnspule ein Relikt aus der Schneiderstube seiner Mutter – zusetzten. Erst nach zwei Jahrzehnten ließ sie von Adam ab, nachdem sie sich als »versöhnte Anima« (unter Triebverzicht) besänftigt hatte.[6]
Wiederholt hat Hausner sich zum Verhältnis zwischen Adam und Anima/Eva geäußert und darauf hingewiesen, daß es in seinen Augen eigentlich immer nur um Adam gehe, und zwar um den »chassidischen Adam«, also den vor der »Spaltung«. Dieser besitzt bekanntlich seine Rippe noch, trägt Eva folglich in sich.[7]
Während jedoch in den früheren Werken Anima Adams weibliche Gegenspielerin ist, tritt später zunehmend Eva in Erscheinung und damit die Partnerschaft in den Vordergrund.

Narrenhut

Die dritte Gleichnis- und Identifikationsfigur Hausners verkörpert neben Adam und Eva der Typus des Narrenhutes. Mit dem seit der Mitte der fünfziger Jahre etablierten Narrenhut gab sich der Maler als ein Individuum, das zwischen zwei Extremen hin und her pendelt, zu erkennen. Zu dem »brachialen Primatenkopf des Adam mit seinem aggressiven Freßschädel«[8] mußte daher fast zwangsläufig als Gegentyp der sensibel, melancholisch-depressiv dreinblickende Kopf mit dem Narrenhut, als Antipode des Adam entstehen. Solchermaßen ausgestattet komplettiert und ergänzt dieser Typus, was durch Adam und Eva, durch das Männliche und Weibliche angelegt und vorgebildet war. In der Konstellation Adam, Eva (Anne, Anima) und Narrenhut konnte so eine Dreieinigkeit beschworen werden, die Hausners Persönlichkeit analysiert und zugleich die unterschiedlichen, triadischen Facetten der Persönlichkeit Adams sichtbar macht.
Dazu Hausner: »Das Prinzip der Gleichzeitigkeit von Adam und Narrenhut (Ikone, Imago) bezeichnet meine beiden äußersten, divergierentesten Positionen. Wobei Adam die Aktivität, die rohe Kraft, die Ursprünglichkeit, den fortgesetzten Primatentyp, kurz:

6 Verl. hierzu Schurian a.a.O.

7 Diese auch in der Antike verbreitete Vorstellung ist uns durch Platon in einer schönen Liebesgeschichte überliefert. Hier heißt es, daß ursprünglich der Mensch eine Einheit gewesen sei, die aus weiblichen und männlichen Anteilen zugleich bestanden habe.
Der dadurch zutage tretende Übermut dieses Menschen, seine Hybris, sei von den Göttern alsbald dadurch bestraft worden, daß man ihn in zwei Hälften teilte. Die Folge davon äußere sich derart, so Plato, daß sich nun jeder halbe Mensch im Laufe seines Lebens, sowohl ontologisch als auch phylogenetisch, auf die Suche nach seiner anderen Hälfte begäbe.

8 Gleisberg, a.a.O. S. 197.

den Kämpfer verkörpert, während der Narrenhut die kontemplative, depressive, melancholische, feinfühlig-sensible, einfühlsame andere Seite darstellt. Beide Figuren begleiten mich ein Leben lang«[9].

Nicht selten wird daher Adam auch als jugendlicher Typus vorgestellt, während der Narr grundsätzlich erwachsen, wenn auch von undefinierbarem Alter ist.

Einen interessanten Hinweis gibt Schurian im Zusammenhang mit der Behandlung des Lichtes beider Figuren, wenn er darauf verweist, daß Adam der »Lichttyp, der Tagmensch, der sonnenzugewendete oder aber in künstlicher Beleuchtung sich befindet, während der Narrenhut chtonisch (C.G. Jung) also erdfarben, dunkel, in der Stimmung einer Abend-oder Nachtbeleuchtung aufscheint«[10].

9 Zum Typus des Narren in Hausners Œuvre, vergl. Schurian a.a.O., S. 187ff. Hausner zit. nach Schurian, ebenda.

10 Schurian a.a.O., S. 194.

Matrosenjunge

In seinem frühen Hauptwerk mit dem Titel ›Forum der einwärts gewendeten Optik‹ von 1948, dessen verschachtelter Ideengehalt sich nur schwer decodieren und ergründen läßt, treten untereinander beziehungslos drei irritierende Gestalten mit dem Betrachter in Blickkontakt: ein androgynes Geistwesen, eine in simultaner Mehransichtigkeit gedrehte Schöne im Korsett »sowie der in rigorosester Verkürzung aus dem Bildraum stürzende Junge«. Zweifellos verkörpert er die lebendigste Gestalt dieses Forums. Mit diesem Jungen führte sich Hausner zum ersten Mal als Knabe im Matrosenanzug in seine Malwelt ein. Er ist der positive Held des Bildes, der (noch) alle Hoffnungen in sich trägt. Zugleich ist er aber die Person, welcher die Ängste und Passionen noch bevorstehen. Hausner hat sie durch »Rückkehr zu den visuellen Resten«, wie Sigmund Freud dieses Verfahren nennt, aus den Schächten seiner persönlichen Erinnerung (»Ich male mich zurück zu den Ursachen«) heraufbeschworen, um sie im Bild zu bannen.

Fortan wanderte der Knabe im Matrosenanzug, der sowohl den historisch autobiographischen Aspekt der jeweiligen Szene anspricht, als auch als »Symbol einer Lebensweise, die das Bewußtsein einer permanenten Reise mit dem Risiko des Fahrenden zur Voraussetzung hat«[11], in immer neuen Varianten durch Hausners Schaffen und blieb trotz beständigem Wechsel der Szenerien im Kindheitsmuster und Selbstverständnis Rudolf Hausners immer die konstante, allgegenwärtige Bezugsfigur[12]: »Wenn das Matrosenkleid auf meinen Bildern erscheint, so steht es für dreierlei: erstens für meine nie ganz bewältigte Kindheit, für die Aktivitäten meiner infantilen Reste; zweitens für die Ruhelosigkeit des Erwachsenen, für seine Sehnsucht nach Ithaka, die ihn zwingt, jeden Hafen wieder aufzugeben, um das ferne Ziel, Ithaka – die Heimkehr zu sich selbst – zu erreichen; und es steht der Matrosenanzug drittens für die dauernde Beschäftigung seines Trägers mit dem Wasser, Bild des Unbewußten, Reich des Poseidon, das zu bereisen sein Beruf ist, auf dessen ungeheuren Weiten sein räumlich begrenztes Ich schwimmt…«[13]

11 Hausner a.a.O., S. 50.

12 Gleisberg a.a.O., S. 189.

13 Hausner a.a.O., S. 49f.

Die Requisiten und Schauplätze

Garnspule

Ein zentrales Requisit aus dem Erfahrungshorizont der Kindheit begegnet uns immer wieder: die ›Garnspule‹ oder auch ›Zwirnspule ‹aus der Schneiderwerkstatt seiner Mutter. Es ist erstaunlich, zu wie vielen Verwandlungen der kleine Rotationskörper fähig ist: Als Hohlform ist er wiederholt zum Schacht in die Tiefe (der Vergangenheit) geworden. Darüberhinaus liefert er, reduziert zum Doppelkegel, die Grundfiguren der Kegelschnittgeometrie, aus denen Hausner die Gesetzte der Perspektive ableitete und den Kegel zum Sehkegel werden ließ.

Billard

»Ich war ungefähr vierzehn Jahre alt« berichtet uns Hausner »als mein Vater und ich anfingen, am Sonntagnachmittag ins Kaffeehaus zu gehen. Diese Besuche wurden eine Gewohnheit, die wir bis zu meiner Matura beibehielten. Mein Vater spielte Billard, anfangs mit anderen Gästen im Kaffehaus, später nur mit mir…das eigentliche Interesse war das Zusammensein mit dem Vater in der Männerwelt des Kaffeehauses«[14].

Auch für den frierenden jungen Maler war »der Billardtisch... ein frühes Bewährungsfeld. An kalten Wintertagen verließ er das ungeheizte Ein-Zimmer-Atelier in der Grundelgasse und ging ins Kaffehaus. Ein Mokka reichte für den ganzen Tag. Statt mit klammen Fingern zu pinseln, trainierte er mit dem Queue die Kunst der Pinselführung«[15].

Beim Billard, so Hans Holländer,sei es nicht möglich, einen Stoß rückgängig zu machen. Es sei ein der Kontemplation förderliches Spiel, das seine Zeit brauche wie die Malerei. Es setze »ein genaues Zusammenspiel von Augenmaß und Hand voraus...der Punkt muß getroffen werden. Die Beteiligung der Hand ist gleich wichtig wie die Inspiration. Das Queue und der Pinsel sind Äquivalente. Daher ist das Billard eine Abbildung dessen, was beim Malen geschieht, eine Metapher der Malerei.«[16]

Ein guter Billardspieler muß mathematischen Verstand und einen genauen Sinn für räumliche Distanzen, Winkel und Bahnkurven haben. All dies traf, wie schon der flüchtigste Blick auch auf die Gemälde verrät, auf Hausner zu.

14 Hausner a.a.O., S. 36f.

15 Günter Engelhard, Realist im Reich der Sinne. In: art Das Kunstmagazin, Nr. 8. August 1992, S. 64f.

16 Holländer a.a.O., S. 232.

Rahmen

Rahmungen sind auf zahlreichen Hausnerbildern anzutreffen und können bisweilen auch im Titel, ›Adam gerahmt‹ zum Beispiel, eine Rolle spielen. Mit Rahmungen im Sinne von Begrenzungen, werden immer auch Definitionen vorgenommen – irgendetwas ist so und so beschaffen oder es ist es nicht. Definitionen übersetzt als Eingrenzungen, oder gleichzeitig auch gelesen als die Möglichkeit zur Ausgrenzung, zum Beispiel des Außen, um den Innenraum um so deutlicher hervorzuheben, bedeuten im übertragenen Sinne also auch immer eine Variation der persönlichen Identitätsfindung.

Die Findung der sogenannten Ich-Identität, die Konstituierung des Einzelnen als Individuum, im biologischen wie auch im psychologischen Sinn, ist dadurch gegeben, daß Grenzen gefunden werden, die sich organismisch vom Körper und von der Körperoberfläche

nach außen hin erstrecken. Auch dadurch, daß sich der Einzelne vom anderen und von den anderen zu unterscheiden lernt, was sich sowohl wahrnehmungsmäßig wie auch erkenntnishaft vollzieht, wenn die eigenen Grenzen und Möglichkeiten ausgelotet, erkannt und akzeptiert werden können.[17]
»Maßstäbe haben mich seit jeher ungemein interessiert«, bestätigt daher auch Hausner, und weiter: »Sie kommen des öfteren auf meinen Bildern vor«.

17 Vergl. Schurian a.a.O., S. 141

Labyrinth

Schon die abendländische Antike schätzte und überlieferte Labyrinthe als Orte der Verwirrung, nicht selten als Schauplatz von Mythen, wie etwa im Falle des Minotaurus. Auch in anderen Kulturen sind Labyrinthe als architektonische und gartenbauliche Sonderformen bekannt.
In Barock und Rokoko erfreuten sich Labyrinthe besonders in der höfischen Kultur mit ihrer manierierten Antikensehnsucht besonderer Beliebtheit, und so bildet beispielsweise in der Mozartoper ›Figaros Hochzeit‹ ein Labyrinth den räumlich grundlegenden Spielort, auf dem die verschiedenen Beziehungsverwirrungen ihrem Höhepunkt und danach ihrer Lösung zustreben. Auch Hausner schätzte das Labyrinth als Bild für einen inneren Zustand der Verwirrtheit und gleichzeitig, komplementär dazu, für die Möglichkeit, gerade durch die Verwirrung zum Ziel zu gelangen. Nicht selten versinnbildlicht das Labyrinth in seinen Bildern daher so etwas wie eine Probe, durch die gegangen werden muß, um ein Ziel zu erreichen.

Wien

Hintergrund und Schauplatz der einzelnen Szenen ist in der Regel der Geburts- und Wohnort des Künstlers: Wien.
Häufig ist die Wiedergabe der Veduten so exakt, daß man sich wie auf einem Stadtplan orientieren kann und selbst bei den diversen Interieurs Anhaltspunkte darüber gewinnt, in welchem Viertel der Stadt sich die geschilderte Situation ereignet.

Vor dem Fenster nach Innen, 1992
Acrylfarbe auf Preßholzplatte, Harzöllasuren
81,5 x 66,5 cm
Leihgabe DIE GALERIE, Frankfurt am Main

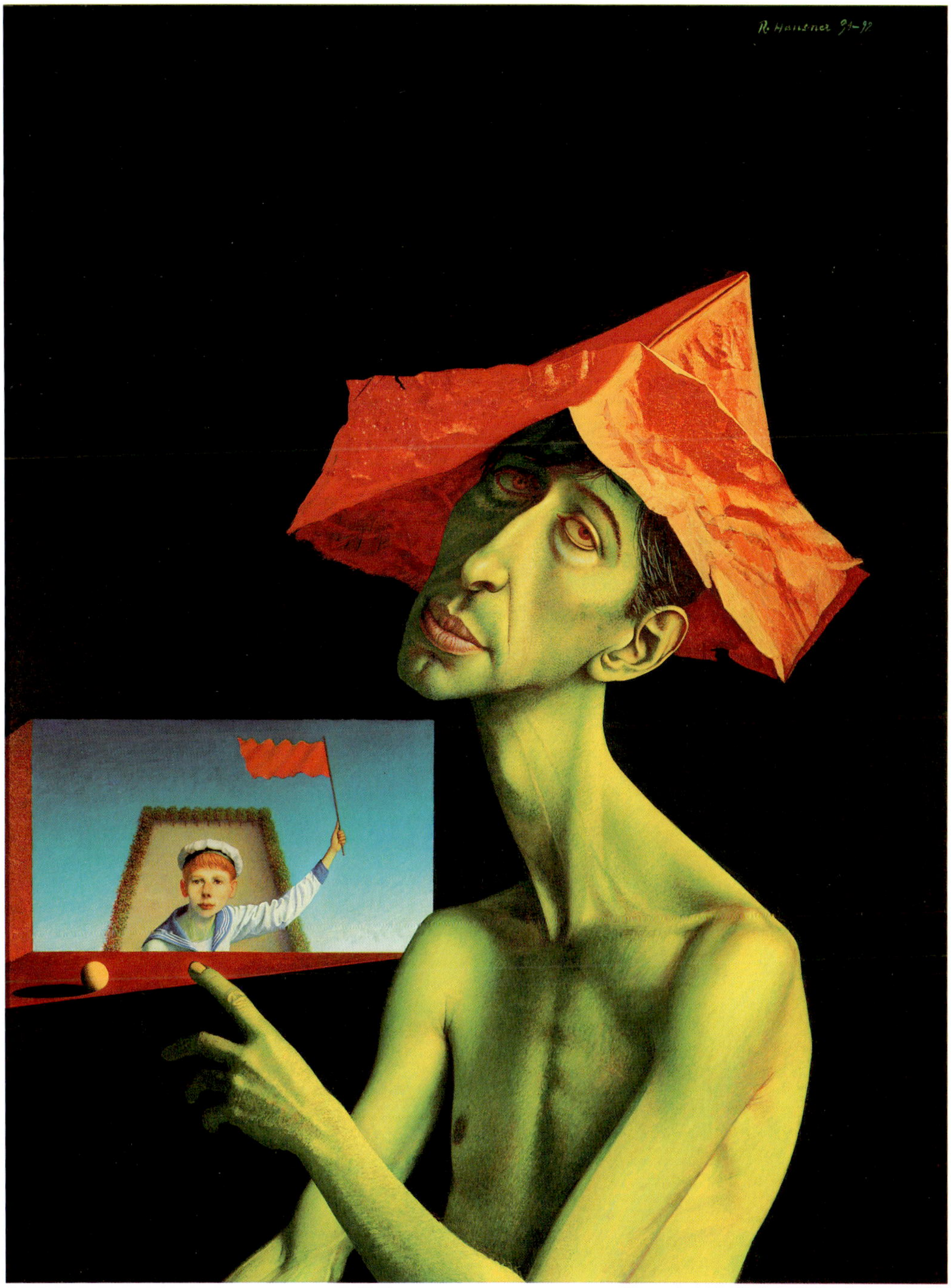

Vater und Sohn, 1993
Duplexplatte mit Papier beklebt,
Acryl, Harzöllasuren
131,5 x 111 cm
Leihgabe Rudolf Hausner Erben

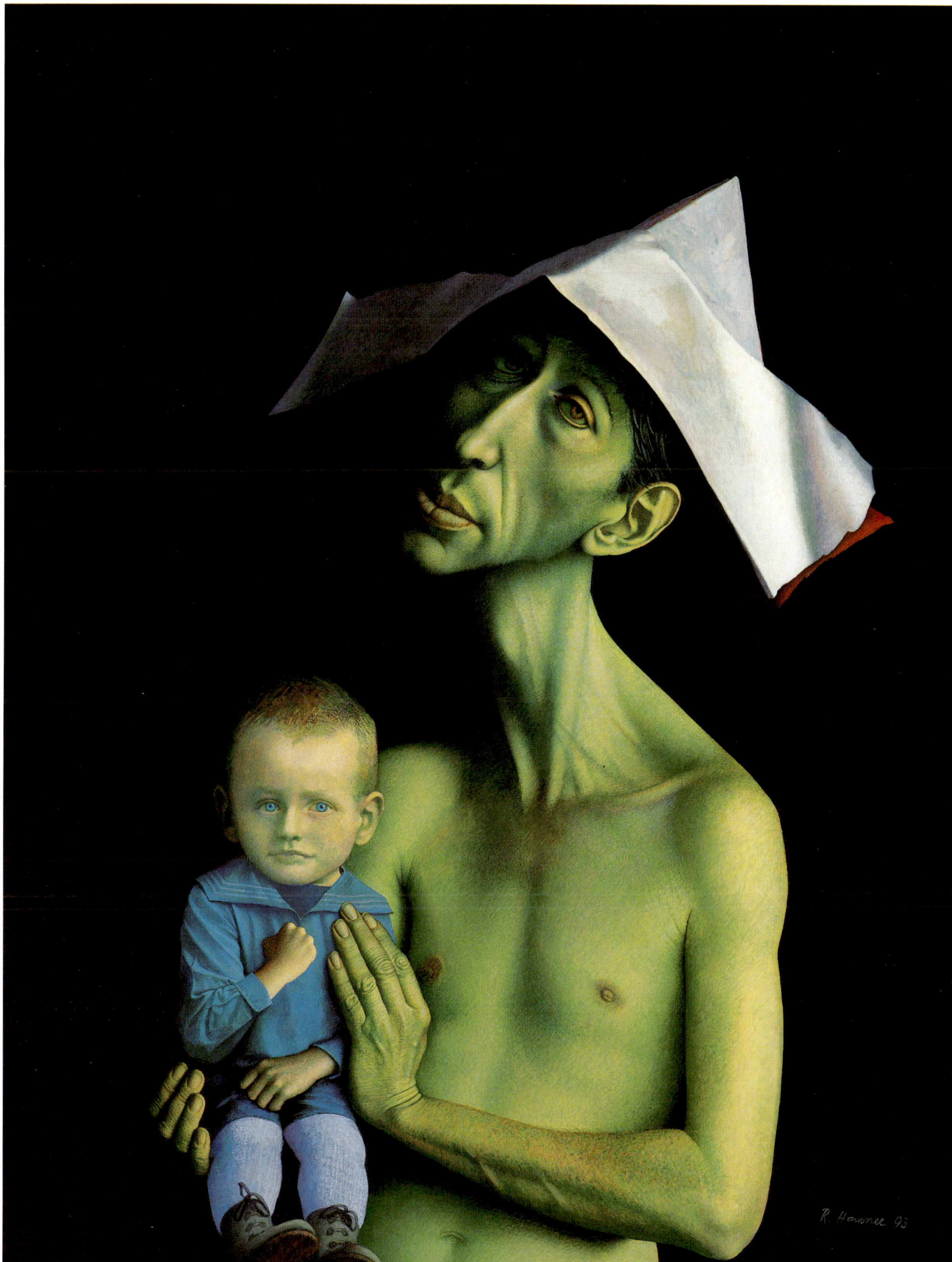

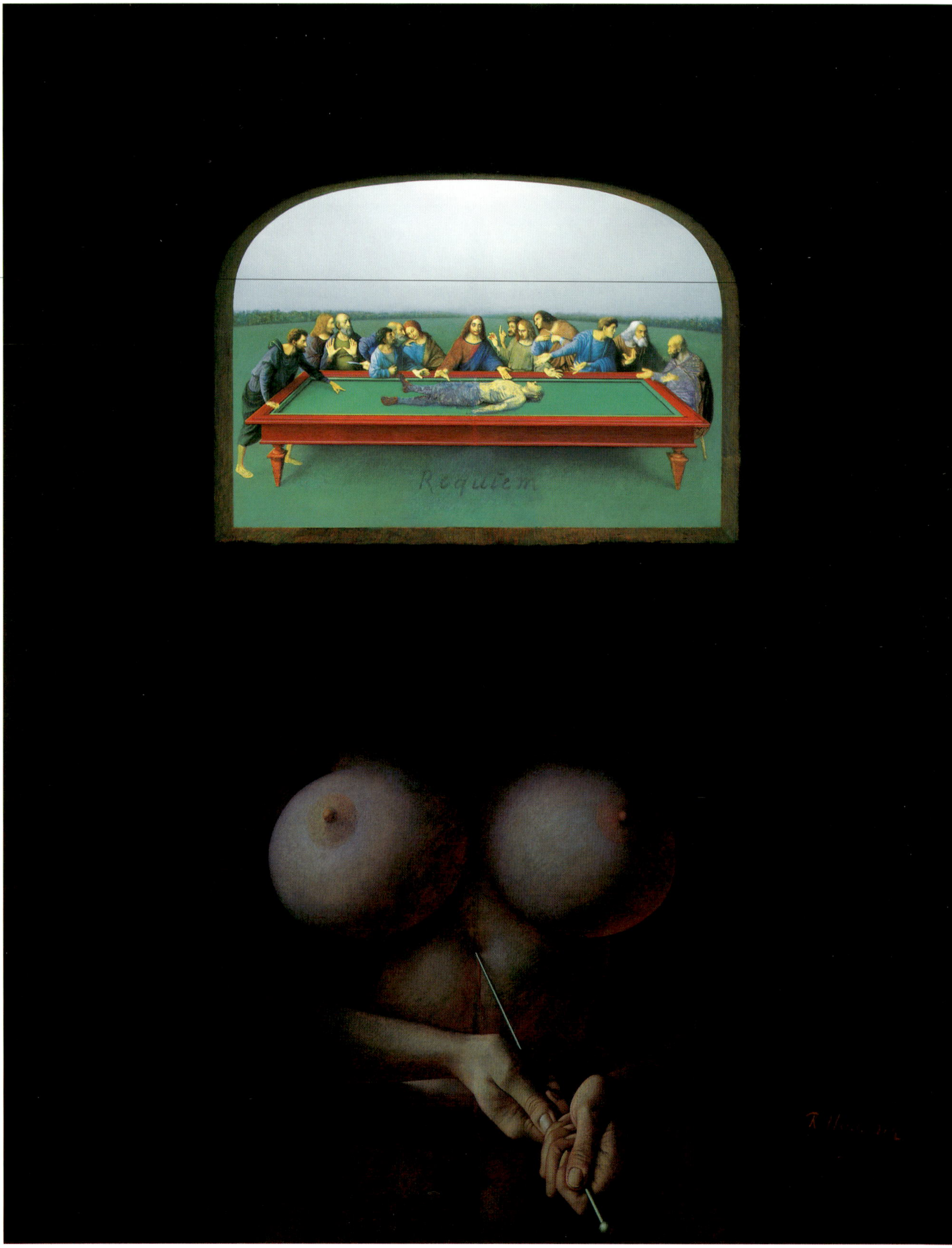
Requiem

BIOGRAPHIE

1914
Am 4. Dezember in Wien geboren; der Vater, ein kaufmännischer Angestellter, war Sonntagsmaler.
1923
Am fünften Tag nach Eintritt ins Gymnasium ›Zerstörung‹ der Justus-von-Liebig-Büste im Foyer der Schule. Strenge Bestrafung durch das Lehrerkollegium – neun Stunden Karzer. In der Folge starke emotionale Belastung nicht nur des Schülers, sondern auch der Lehrer, die die Zerstörung des Denkmals als Angriff auf sich selbst verstanden.
1925
Schulwechsel
1931
Matura mit Auszeichnung
1931 bis 1936
Studium an der Akademie der Bildenden Künste in Wien bei Prof. Fahringer und Prof. Sterrer. Als Klavierspieler des ›Pinguin‹ Jazzquartetts Reisen nach England, Frankreich, Italien, Schweiz, Griechenland, Türkei, Ägypten und Skandinavien
1937
Einjährig Freiwilliger im Österreichischen Bundesheer
1938
Ausstellungsverbot durch die Reichskulturkammer
1941
Zum Kriegsdienst in die Deutsche Wehrmacht eingezogen
1942
In einem Blockhaus in der Tatra mit drei anderen Soldaten eingeschlossen, kommt es zu ersten Erfahrungen mit der ›Projektion‹ des Unbewußten.
Heirat mit Grete Czingely
1943
Kriegsuntauglich von der Truppe entlassen und als technischer Zeichner in die Rüstungsindustrie abkommandiert
1944
Heirat mit Irene Schmied
1945
In den letzten Kriegstagen zur Fliegerabwehr eingezogen.
Nach Kriegsschluß Wiederaufbau des beschädigten Ateliers; die Projektionserfahrung aus der Blockhütte – der ›Tatrablick‹ – findet Anwendung im Arbeitsprozeß.
1946
Zusammen mit Edgar Jené, Ernst Fuchs, Wolfgang Hutter und Fritz Janschka Gründung einer surrealistischen Gruppe im Österreichischen Art-Club, der sich später Anton Lehmden und Erich Brauer anschlossen.
Das ›Aporische Ballett‹ muß auf Grund von Protesten der Besucher dreimal vorübergehend entfernt werden.
1947
›Erste große Kunstausstellung‹, Künstlerhaus Wien
1951
Heirat mit Hermine Jedlicka.

Requiem, 1995
Novopanplatte mit Papier beklebt, Acrylfarben, Harzöllasuren
320 x 260 cm
Leihgabe Rudolf Hausner Erben

Geburt der Tochter Xenia.
Arbeit am ›Forum der einwärts gewendeten Optik‹ und an der ›Arche des Odysseus‹.

1956

Nach sechsjähriger Arbeit ist die ›Arche des Odysseus‹ fertig.
›Kunst aus Österreich‹, Stedelijk Museum, Amsterdam

1957

›Kunst aus Österreich‹, Stedelijk van Abbe Museum, Eindhoven
Erstes ›Adam‹-Bild. Die Ausstellung mit den Pariser Surrealisten bei Carpentier zeigt den Konflikt mit der surrealistischen Orthodoxie. Hausners Versuch, die gleichzeitige Existenz bewußter und unbewußter Prozesse gleichwertig darzustellen, wird als Häresie verurteilt.

1958

›Carnegie International‹, Carnegie-Institute, Pittsburgh

1959

Gründung der ›Wiener Schule‹. Anstelle der Einordnung zum Surrealismus setzt sich der von Prof. Johann Muschik propagierte Begriff ›Phantastischer Realismus‹ durch. Erste große Gruppenausstellung im Oberen Belvedere in Wien.
Documenta II, Kassel

1960

Aufenthalt in Rom.
›Austrian Painting and Sculpture 1900 to 1960‹, Arts Council Gallery, London
›Guggenheim International‹, Guggenheim Museum, New York

1961

›Art autrichien du XX siècle‹, Palais des Beaux-Arts, Brüssel
The VI. Tokyo Biennale, Tokio

1962

Bekanntschaft mit Magritte, Delvaux und Victor Brauner.
Magritte veröffentlichte eine Reihe von ›Adam‹-Bildern in der Zeitschrift ›Rhétorique‹.
›Salon des Comparaisons‹, Musée d'Art Moderne, Paris
›Surrealismus – phantastische Malerei der Gegenwart‹, Künstlerhaus Wien

1963

›Surrealismus – Die Wiener Schule der phantastischen Malerei‹, Neue Galerie der Stadt Linz, Wolfgang-Gurlitt-Museum
›Die Wiener Schule‹, Akademie der Bildenden Künste, Istanbul
›Idole und Dämonen‹, Museum des 20. Jahrhunderts, Wien
›Trigon 63‹, Neue Galerie am Landesmuseum Joanneum, Graz
VII. Biennale Saõ Paulo
›Zeugnisse der Angst in der modernen Kunst‹, Darmstadt

1964

›Le Surréalisme‹, Galerie Charpentier, Paris
›Salon de Mai‹, Musée d'Art Moderne, Paris
›Figurationen und Defigurationen‹, Museum voor schone Kunsten, Gent

1965

›Die Wiener Schule‹, Kestner-Gesellschaft, Hannover
anschließend: Städtisches Museum, Schloß Morsbroich, Leverkusen
Kuratorium Kulturelles Frankfurt und Kulturamt Frankfurt a. M.
Kunstverein Pforzheim, Reuchlinhaus
Berliner Festwochen, Senat und Kunstamt
Berlin-Charlottenburg, Rathaus
Kunstverein Kassel
Zentralsparkasse der

Gemeinde Wien
In der Folge Berufung als Gastdozent an die Hochschule für Bildende Künste in Hamburg.
›Wiener Malerei seit 1945‹, Wiener Festwochen, Künstlerhaus Wien

1966

Ordentlicher Professor an der Hochschule für bildende Künste in Hamburg.
Erster Aufenthalt in den USA; Ausstellungen in Los Angeles und New York.
Lernt seine spätere Frau Anne Wolgast kennen.

1967

›Große Kunstausstellung‹, Haus der Kunst, München
Burda-Preis, Erster Preis für Malerei, München

1968

Ordinarius an der Akademie der Bildenden Künste in Wien und Professor an der Hochschule für Bildende Künste in Hamburg.
›Reiche des Phantastischen‹, 22. Ruhrfestspiele Recklinghausen
›Große Kunstausstellung‹, Haus der Kunst, München
›Die Entwicklung der Wiener Schule‹, Künstlerhaus Wien
›Menschenbilder‹, Kunsthalle Darmstadt
›The Vienna School of Fantastic Realism‹, Wanderausstellung durch die USA, veranstaltet vom österreichischen Kulturzentrum, Wien

1969

Übersiedlung mit Tochter Xenia und Anne Wolgast nach Wien-Hietzing.
Preis der Stadt Wien.
›Die Wiener Schule des phantastischen Realismus‹, Museum Tel Aviv

1970

Hausner-Monographie von Wieland Schmied im Verlag Welz, Salzburg
Österreichischer Staatspreis für Malerei.
Geburt der Tochter Tanja.
Hausner-Portrait von Dr. Gerd Kairat für den NDR.

1971

›Wiener Schule des phantastischen Realismus‹, Wanderausstellung des Bundesministeriums für Unterricht und Kunst, Wien
›Albrecht Dürer zu Ehren‹, Albrecht-Dürer-Gesellschaft, Nürnberg

1972

›Die Wiener Schule des phantastischen Realismus‹, Odakyu Galerie, Tokio; Hyogo Modern Art Museum, Kobe; Aichi Cultural Hall, Nagoya; Museum des 20. Jahrhunderts, Wien. Hausner hält einen Vortrag über ›Projektion und Introjektion in der Malerei‹ an der Waseda-Universität in Tokio.
Geburt der Tochter Jessica,
Übersiedlung der ganzen Familie nach Mödling bei Wien.

1974

In Zusammenarbeit mit Prof. Gustav René Hocke und Prof. Friedrich Hacker entstand das ADAM-Buch im Belser Verlag in Stuttgart.
Wolfgang Lesowsky dreht einen ADAM-Film im Auftrag des ORF.
Hausner-Monographie von Ernst Günter Engelhard im Verlag Welz, Salzburg.

1975

Große Einzelausstellung in der Galerie Brusberg, Hannover.
Herausgabe der Brusberg-Doku-

mente Nr. 6: ›Das Adam-Bewußtsein‹.

1976

Hausner-Monographie von Dr. Hanns Theodor Flemming im Cicero-Verlag, Stuttgart.
Ausstellung in der Kunsthalle Bielefeld.

1977

Dr. Schubert dreht im Auftrag des ORF einen Film über die ›Wiener Schule des Phantastischen Realismus‹.

1979

ADAM-Film von Dr. Rolf Lindner für den ORF.
Altes Museum, Berlin, DDR
Minoriten-Kirche, Krems/Stein
Museum am Ostwall, Dortmund
Germanisches Nationalmuseum, Nürnberg

1980

Museo de bellas Artes, Santiago de Chile

1981

›Art-Club‹ Ausstellung, Museum des 20. Jahrhunderts, Wien

1982

Große Einzelausstellung ›Rudolf Hausner – Ölbildner von 1936 bis 1982‹ Odakyu Grand Gallery, Tokio; Miyagi Prefectural Museum, Ohita; Seibu Museum of Art, Funabashi; anschließend Gulbenkian-Museum, Lissabon und Jahrhunderthalle Hoechst, Frankfurt am Main, anläßlich der Frankfurter Ausstellung ›Goethe in Farbe‹
Kurzfilm von Dr. Gottfried Sello über das Bild ›Unter der Lampe‹.
Aufenthalt in Los Angeles, San Francisco, Washington und New York.
Museum für bildende Künste, Leipzig

1984

›Rudolf Hausner‹, Festwochen-Ausstellung, Istanbul
›Retrospektive 1946-1984‹, Neue Galerie der Stadt Linz und anschließend im Künstlerhaus, Wien.
Sonderausstellung zum Österreichischen Staatsfeiertag im Oberen Belvedere Wien: ›Zwei Bilder von Rudolf Hausner‹.

1985

Hausner-Monographie von Prof. Hans Holländer im Verlag Volker Huber, Offenbach/Main
Neue Galerie – Sammlung Ludwig, Aachen
One-Man-Show: Rudolf Hausner, ART 85, Kunstmesse Basel.
›Vorkriegskinder-Nachkriegskünstler‹, BAWAG-Fondation, Wien

1986

Ausstellung ›Symmetrie‹, Darmstadt

1987

Beteiligung an der Manierismus-Ausstellung ›Zauber der Medusa‹ in Wien.
Festwochen-Ausstellung ›Rudolf Hausner – introspektive Malerei‹ im Mirabellgarten, Salzburg.
Teilnahme an der Europalia-Ausstellung in Brüssel.
›The Viennese School of Fantastic Realism‹, Retretti Art Center, Suomi, Finnland
Rudolf Hausner: ›Ich, Adam‹, herausgegeben von Prof. Walter Schurian im Deutschen Taschenbuch Verlag, München.

1988

›Verboten, vertrieben, vernichtet‹, BAWAG-Fondation, Wien
›Jugendwerke am Schillerplatz‹, Akademie der Bildenden Künste, Wien.

Teilnahme am Projekt der Frankfurter Allgemeinen Zeitung ›Medien der Zukunft – Zukunft der Medien‹, Sparkasse Essen.

1989

Gestaltung einer Briefmarke für die United Nations zum Thema ›10 Jahre Wiener Büro der Vereinten Nationen‹. Teilnahme an der Ausstellung der Sammlung Würth im Kunstverein Heilbronn.
›Rudolf Hausner – Dem Andenken Sigmund Freuds‹, Oberes Belvedere, Wien.

1990

›Die Phantasten‹, Künstlerhaus, Wien.
Einzelausstellung im Stadtmuseum St. Pölten.

1991

›Die Phantasten‹, Museum der Bildenden Künste, Leipzig.
Teilnahme an einer Ausstellung der Sammlung Würth im Rupertinum, Salzburg.
›Ostkunst-Westkunst‹, Neues Forum Ludwig, Aachen.
Einzelausstellung im Oberhessischen Museum, Gießen.

1992

Ausstellung ›Die Wiener Schule‹ im Karolinum Prag.
Ausstellungstournee durch sieben Museen in Japan: Bunkamura the Museum, Tokio; Takamatsu City Museum of Art; Shimonoseki City Art Museum; The Hokkaido Hakodate Museum of Art; The Museum of Modern Art, Hyogo; The Museum of Modern Art, Shiga; Iwaki City Art Museum.

1993

Über Ansuchen der Rektorin, Prof. Dr. Maria Wasna, leiht die Republik Österreich das Gemälde ›Aufruf zur Verteidigung der persönlichen Freiheit‹ an die Westfälische Wilhelms-Universität in Münster, die Übergabe erfolgt im Rahmen eines Festaktes am 29. Januar durch Bundeskanzler Dr. Vranitzky.
Ausstellung in der E. A. Galerie, Antwerpen.

1994

Jubiläums-Ausstellung zur 800 Jahrfeier in St. Peter an der Sperr, Wr. Neustadt.
Im Verlag Volker Huber, Offenbach/Main, erscheint der zweite Band der Werkmonographie von Prof. Dr. Walter Schurian.
Die Kulturredaktion des ORF dreht anläßlich des 80. Geburtstages einen Portraitfilm ›Rudolf Hausner‹.
Aus gleichem Anlaß dreht das Landesstudio Niederösterreich des ORF einen Portraitfilm ›Rudolf Hausner‹.
Das Historische Museum der Stadt Wien veranstaltet im Dezember eine große Retrospektive des Gesamtwerkes.

1995

Rudolf Hausner stirbt am 25. Februar in Mödling

1996

Retrospektive im Museum Würth in Künzelsau

Der Katalog erscheint anläßlich
der Ausstellung ›Rudolf Hausner 1914-1995‹
vom 7. März bis 16. Juni 1996

Die Publikation wurde durch die freundliche Unterstützung
der Adolf Würth GmbH & Co. KG ermöglicht

Konzeption von Ausstellung und Katalog:
Anne Hausner und C. Sylvia Weber

Katalogredaktion: Elke Aberle
Gestaltung: Peter Langemann, München
Reproduktionen: Karl Dörfel GmbH, München
Druck und Bindung: Jan Thorbecke Verlag, Sigmaringen

Alle Abbildungsvorlagen stammen aus dem
Nachlaß Hausner, Wien, mit Ausnahme von:
Umschlag und Seite 2: Philipp Schönborn, München;
Seite 10, H. u. A. Pfeifer, Wien;
Seite 40, Fotostudio Otto, Wien;
Seite 68, Robert Pfeifer, Wien und
Seite 69, Galerie Thomas, München.

Die Deutsche Bibliothek – CIP-Einheitsaufnahme
Rudolf Hausner. 1914–1995. – Sigmaringen: Thorbecke
[hrsg. vom Museum Würth durch C. Sylvia Weber] ... 1996
ISBN 3-7995-3632-9